Kohlhammer

Musterverträge der DKG

Deutsche
Krankenhausgesellschaft e.V. (Hrsg.)

Allgemeine Vertragsbedingungen (AVB), Behandlungsverträge und Wahlleistungsvereinbarung für Krankenhäuser

13., erweiterte und aktualisierte Auflage

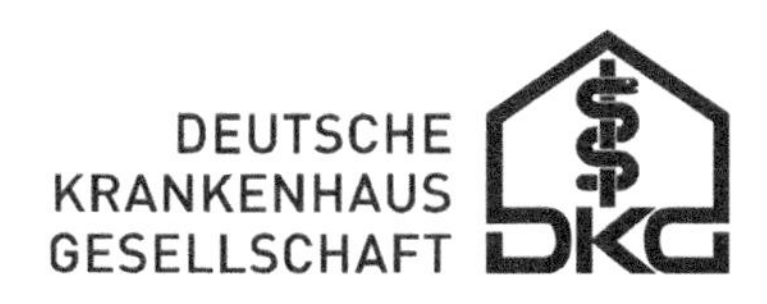

Verlag W. Kohlhammer

13., erweiterte und aktualisierte Auflage 2020

Urheber des Werkes:
Deutsche Krankenhausgesellschaft e.V.
Wegelystr. 3, 10623 Berlin
Verantwortlich: Dezernat IV
Tel. +49 30 39 801-0
Fax +49 30 39 801-3000
www.dkgev.de

Print:
ISBN 978-3-17-038293-0

Download-Produkt:
pdf/word: Bestellnummer: 978-3-17-580018-9

Gesamtherstellung: W. Kohlhammer GmbH, Stuttgart

Inhalt

Behandlungsverträge **ohne** separate AVB

Anlagen zu allen stationären Behandlungsverträgen

Wahlleistungsvereinbarung nebst Anlagen

Behandlungsvertrag und AVB für ambulante Operationsleistungen und stationsersetzende Eingriffe

Erläuterungen

Vorwort

Im Jahr 1985 wurde vom Vorstand der Deutschen Krankenhausgesellschaft (DKG) das erste „Muster Allgemeiner Vertragsbedingungen für Krankenhäuser" verabschiedet. Es wird seitdem von der DKG als unverbindliches Muster für die ausschließlich im Verhältnis zwischen Patient und Krankenhaus geltenden Allgemeinen Vertragsbedingungen empfohlen und hat als Vorbild für die Ausgestaltung der Rechtsverhältnisse mit den Patienten bundesweit Eingang in die Praxis gefunden.

Das Muster blieb anfänglich nicht ohne Kritik. Der Verbraucherschutzverein Berlin e.V. verklagte die DKG auf Rücknahme einzelner Bestimmungen des Musters. Der Bundesgerichtshof fällte am 09.11.1989 (Az.: IX ZR 269/87) ein abschließendes Urteil. Die Aussagen dieses Urteils sind bereits seit der dritten Auflage des Musters Allgemeiner Vertragsbedingungen (1990) inhaltlich berücksichtigt worden.

Seit der sechsten Auflage werden zwei Varianten zur Vertragsgestaltung angeboten. Die Variante 1 (Behandlungsvertrag + separate AVB) ermöglicht es, einen kurzen Behandlungsvertrag abzuschließen und hinsichtlich der weiteren regelungsbedürftigen Tatbestände auf separate AVB zu verweisen, die ausgehängt oder ausgehändigt werden müssen. In der Variante 2 (Behandlungsvertrag ohne separate AVB) werden alle regelungsbedürftigen Tatbestände einheitlich in einem längeren Behandlungsvertrag zusammengefasst. Auf die gesonderte Aushändigung oder den Aushang von AVB kann verzichtet werden. Durch die Varianten wird es jedem Krankenhausträger ermöglicht, die von ihm favorisierte Verfahrensart zu wählen.

Aktuell haben insbesondere das Inkrafttreten folgender Gesetze eine Überarbeitung des Musters notwendig gemacht: das Gesetz zur Stärkung des Pflegepersonals (**Pflegepersonal-Stärkungsgesetz – PpSG**) vom 11.12.2018, das Terminservice- und Versorgungsgesetz (**TSVG**) vom 06.05.2019, das Zweite Gesetz zur Anpassung des Datenschutzrechts an die Verordnung (EU) 2016/679 und zur Umsetzung der Richtlinie (EU) 2016/680 (**Zweites Datenschutz-Anpassungs- und Umsetzungsgesetz EU – 2. DSAnpUG-EU**) vom 20.11.2019 sowie das Gesetz für besondere und unabhängigere Prüfungen (**MDK-Reformgesetz**) vom 14.12.2019.

Der Fachausschuss „Recht und Verträge" der DKG hat die Neufassung am 24.10.2019 und der Vorstand der DKG am 12.11.2019 beschlossen.

Georg Baum
Hauptgeschäftsführer
der Deutschen Krankenhausgesellschaft

Stationäre Behandlungsverträge

Behandlungsverträge <u>mit</u> separaten AVB

Behandlungsvertrag[1]
über stationäre Krankenhausleistungen

zwischen

____
Name, Vorname des Patienten[2]

____
Geburtsdatum des Patienten

____
Anschrift

und

____
als Träger des Krankenhauses

____

über die vollstationäre/stationsäquivalente psychiatrische/teilstationäre/vor- und nachstationäre Behandlung zu den in den AVB des Krankenhauses vom _________ niedergelegten Bedingungen.

> ***Hinweis:***
>
> Sofern kein gesetzlicher Krankenversicherungsschutz besteht oder Wahlleistungen in Anspruch genommen werden, die vom gesetzlichen Krankenversicherungsschutz nicht umfasst sind, besteht nach Maßgabe der jeweils geltenden gesetzlichen Vorschriften keine Leistungspflicht eines öffentlich-rechtlichen Kostenträgers (z.B. Krankenkassen etc.). In diesen Fällen ist der Patient als Selbstzahler zur Entrichtung des Entgelts für die Krankenhausleistungen verpflichtet.

____
Ort, Datum

_______________________________	_______________________________
Unterschrift des Patienten	Unterschrift des Krankenhausmitarbeiters

Ich handele als Vertreter mit Vertretungsmacht/gesetzlicher Vertreter/Betreuer[3]

_______________________________	_______________________________
Name, Vorname des Vertreters	Anschrift des Vertreters

____
Unterschrift des Vertreters

Empfangsbekenntnis[4]

Ich habe jeweils eine Ausfertigung

[ ] des Behandlungsvertrages

[ ] der Allgemeinen Vertragsbedingungen (AVB)

[ ] des DRG-Entgelt- oder PEPP-Entgelttarifs und der Unterrichtung des Patienten nach § 8 KHEntgG/BPflV

[ ] der Patienteninformation bei wahlärztlichen Leistungen

[ ] der Wahlleistungsvereinbarung

– Optional –

[ ] der Einwilligung in Datenübermittlungen zwischen Hausärzten und Krankenhäusern *[Optionales Muster!]*

[ ] der Einwilligung in Datenübermittlungen zwischen Krankenhäusern und Hausärzten / sonstigen Vor-/Nach-/Weiterbehandlern *[Optionales Muster!]*

[ ] der Einwilligung in Datenübermittlungen zwischen privaten Krankenversicherungsunternehmen und Krankenhäusern (Direktabrechnung und Mitteilung eines Pflegegrades) *[Optionales Muster!]*

[ ] der Information gegenüber Patienten im Krankenhausbereich auf der Grundlage der Art. 12 ff. DS-GVO / §§ 16 ff. DSG-EKD / §§ 14 ff. KDG

[ ] der Information für Kostenerstattungspatienten nach § 13 Abs. 2 SGB V

[ ] der Patienteninformation zum Entlassmanagement

[ ] der Einwilligung in das Entlassmanagement und die Datenverarbeitung

[ ] der Hausordnung

erhalten.

____________________ ____________________

Datum Unterschrift

Behandlungsvertrag[5] mit Patienten, die belegärztliche Leistungen in Anspruch nehmen

zwischen

____
Name, Vorname des Patienten[6]

____
Geburtsdatum des Patienten

____
Anschrift

und

____
als Träger des Krankenhauses

____

über die vollstationäre/teilstationäre Behandlung zu den in den AVB des Krankenhauses vom ____________________ niedergelegten Bedingungen.

Die Verpflichtung des Krankenhauses erstreckt sich nicht auf Leistungen des Belegarztes; zu diesen gehören seine persönlichen Leistungen, der ärztliche Bereitschaftsdienst, die von ihm veranlassten Leistungen nachgeordneter Ärzte des Krankenhauses, die in demselben Fachgebiet wie der Belegarzt tätig werden und die von ihm veranlassten Leistungen von Ärzten und ärztlich geleiteten Einrichtungen außerhalb des Krankenhauses.

Das Krankenhaus haftet nicht für Leistungen der Belegärzte.

Der Belegarzt sowie die von ihm hinzugezogenen Ärzte bzw. ärztlich geleiteten Einrichtungen außerhalb des Krankenhauses berechnen ihre Leistungen gesondert.[7]

Hinweis:

Sofern kein gesetzlicher Krankenversicherungsschutz besteht oder Wahlleistungen in Anspruch genommen werden, die vom gesetzlichen Krankenversicherungsschutz nicht umfasst sind, besteht nach Maßgabe der jeweils geltenden gesetzlichen Vorschriften keine Leistungspflicht eines öffentlich-rechtlichen Kostenträgers (z.B. Krankenkassen etc.). In diesen Fällen ist der Patient als Selbstzahler zur Entrichtung des Entgelts für die Krankenhausleistungen verpflichtet.

____
Ort, Datum

________________________ ________________________
Unterschrift des Patienten Unterschrift des Krankenhausmitarbeiters

Ich handele als Vertreter mit Vertretungsmacht/gesetzlicher Vertreter/Betreuer[8]

____
Name, Vorname des Vertreters Anschrift des Vertreters

____
Unterschrift des Vertreters

Empfangsbekenntnis[9]

Ich habe jeweils eine Ausfertigung

[ ] des Behandlungsvertrages

[ ] der Allgemeinen Vertragsbedingungen (AVB)

[ ] des DRG-Entgelt- oder PEPP-Entgelttarifs und der Unterrichtung des Patienten nach § 8 KHEntgG/BPflV

[ ] der Patienteninformation bei wahlärztlichen Leistungen

[ ] der Wahlleistungsvereinbarung

– Optional –

[ ] der Einwilligung in Datenübermittlungen zwischen Hausärzten und Krankenhäusern *[Optionales Muster!]*

[ ] der Einwilligung in Datenübermittlungen zwischen Krankenhäusern und Hausärzten / sonstigen Vor-/Nach-/Weiterbehandlern *[Optionales Muster!]*

[ ] der Einwilligung in Datenübermittlungen zwischen privaten Krankenversicherungsunternehmen und Krankenhäusern (Direktabrechnung und Mitteilung eines Pflegegrades) *[Optionales Muster!]*

[ ] der Information gegenüber Patienten im Krankenhausbereich auf der Grundlage der Art. 12 ff. DS-GVO / §§ 16 ff. DSG-EKD / §§ 14 ff. KDG

[ ] der Information für Kostenerstattungspatienten nach § 13 Abs. 2 SGB V

[ ] der Patienteninformation zum Entlassmanagement

[ ] der Einwilligung in das Entlassmanagement und die Datenverarbeitung

[ ] der Hausordnung

erhalten.

______________________ ______________________________

Datum Unterschrift

Anlage

Allgemeine Vertragsbedingungen (AVB)[10]

für

das/die ________________________________ Krankenhaus/Krankenhäuser

des/der ______________________________________ (Krankenhausträger)

Stand: __________

§ 1
Geltungsbereich

Die AVB gelten, soweit nichts anderes vereinbart ist, für die vertraglichen Beziehungen zwischen[11] ____

____

und den Patienten[12] bei vollstationären Krankenhausleistungen – auch in Form der stationsäquivalenten psychiatrischen –, teilstationären sowie vor- und nachstationären Krankenhausleistungen.

§ 2
Rechtsverhältnis

(1) Die Rechtsbeziehungen zwischen dem Krankenhaus und dem Patienten sind privatrechtlicher Natur.

(2) Die AVB werden gemäß §§ 305 ff. BGB für Patienten wirksam[13], wenn diese

- jeweils ausdrücklich oder – wenn ein ausdrücklicher Hinweis wegen der Art des Vertragsschlusses nur unter unverhältnismäßigen Schwierigkeiten möglich ist – durch deutlich sichtbaren Aushang am Ort des Vertragsschlusses darauf hingewiesen wurden,
- von ihrem Inhalt in zumutbarer Weise, die auch eine für den Verwender der AVB erkennbare körperliche Behinderung der anderen Vertragspartei angemessen berücksichtigt, Kenntnis erlangen konnten,
- sich mit ihrer Geltung einverstanden erklärt haben.[14]

§ 3
Umfang der Krankenhausleistungen

(1) Die vollstationären Krankenhausleistungen – auch in Form der stationsäquivalenten psychiatrischen –, teilstationären sowie vor- und nachstationären Krankenhausleistungen umfassen die allgemeinen Krankenhausleistungen und die Wahlleistungen.

(2) Allgemeine Krankenhausleistungen sind diejenigen Krankenhausleistungen, die unter Berücksichtigung der Leistungsfähigkeit des Krankenhauses im Einzelfall nach Art und Schwere der Erkrankung des Patienten für die medizinisch zweckmäßige und ausreichende Versorgung notwendig sind. Unter diesen Voraussetzungen gehören dazu auch:

a) die während des Krankenhausaufenthalts durchgeführten Maßnahmen zur Früherkennung von Krankheiten im Sinne des Fünften Buches Sozialgesetzbuch (SGB V),

b) die vom Krankenhaus veranlassten Leistungen Dritter,

c) die aus medizinischen Gründen notwendige Mitaufnahme einer Begleitperson des Patienten oder die Mitaufnahme einer Pflegekraft nach § 11 Absatz 3 SGB V,

d) die besonderen Aufgaben von Zentren und Schwerpunkten für die stationäre Versorgung von Patienten, insbesondere die Aufgaben von Tumorzentren und geriatrischen Zentren sowie entsprechenden Schwerpunkten,

e) die Frührehabilitation im Sinne von § 39 Abs. 1. S. 3 SGB V,

f) das Entlassmanagement im Sinne des § 39 Absatz 1a SGB V.

(3) Nicht Gegenstand der allgemeinen Krankenhausleistungen sind

a) die Dialyse, wenn hierdurch eine entsprechende Behandlung fortgeführt wird, das Krankenhaus keine eigene Dialyseeinrichtung hat und ein Zusammenhang mit dem Grund der Krankenhausbehandlung nicht besteht.[15]

b) die Leistungen der Belegärzte[16], der Beleghebammen/-entbindungspfleger,

c) Hilfsmittel, die dem Patienten bei Beendigung des Krankenhausaufenthaltes mitgegeben werden (z.B. Prothesen, Unterarmstützkrücken, Krankenfahrstühle)[17],

d) die Leichenschau und die Ausstellung einer Todesbescheinigung[18],

e) Leistungen, die nach Entscheidung des Gemeinsamen Bundesausschusses gemäß § 137c SGB V nicht zu Lasten der gesetzlichen Krankenkassen erbracht werden dürfen,

f) Dolmetscherkosten[19].

(4) Das Vertragsangebot des Krankenhauses erstreckt sich nur auf diejenigen Leistungen, für die das Krankenhaus im Rahmen seiner medizinischen Zielsetzung personell und sachlich ausgestattet ist.[20]

§ 4
Aufnahme, Verlegung, Entlassung

(1) Im Rahmen der Leistungsfähigkeit des Krankenhauses wird aufgenommen, wer der vollstationären oder teilstationären Krankenhausbehandlung bedarf. Die Reihenfolge der Aufnahme richtet sich nach der Schwere und der Dringlichkeit des Krankheitsbildes.

(2) Wer wegen unmittelbarer Lebensgefahr oder der Gefahr einer bedrohlichen Verschlimmerung seiner Krankheit der sofortigen Behandlung bedarf (Notfall), wird – auch außerhalb der qualitativen oder quantitativen Leistungsfähigkeit des Krankenhauses – einstweilen aufgenommen, bis seine Verlegung in ein anderes geeignetes Krankenhaus gesichert ist.

(3) Eine Begleitperson wird aufgenommen, wenn dies nach dem Urteil des behandelnden Krankenhausarztes für die Behandlung des Patienten medizinisch notwendig und die Unterbringung im Krankenhaus möglich ist. Darüber hinaus kann auf Wunsch im Rahmen von Wahlleistungen eine Begleitperson aufgenommen werden, wenn ausreichende Unterbringungsmöglichkeiten zur Verfügung stehen, der Betriebsablauf nicht behindert wird und medizinische Gründe nicht entgegenstehen.

(4) Bei medizinischer Notwendigkeit (insbesondere in Notfällen), können Patienten in ein anderes Krankenhaus verlegt werden. Die Verlegung wird vorher – soweit möglich – mit dem Patienten abgestimmt.

Eine auf Wunsch des gesetzlich Krankenversicherten zu Lasten der gesetzlichen Krankenkasse erfolgende Verlegung in ein wohnortnahes Krankenhaus ist gemäß § 60 SGB V von einer Einwilligung der gesetzlichen Krankenkasse abhängig, wenn die Verlegung nicht aus zwingenden medizinischen Gründen erforderlich ist.[21] Verweigert die gesetzliche Krankenkasse ihre Einwilligung, erfolgt die Verlegung nur auf ausdrücklichen Wunsch und eigene Kosten des gesetzlich Krankenversicherten. Das Krankenhaus informiert den gesetzlich Krankenversicherten hierüber.

(5) Entlassen wird,

a) wer nach dem Urteil des behandelnden Krankenhausarztes der Krankenhausbehandlung nicht mehr bedarf oder

b) die Entlassung ausdrücklich wünscht.

Besteht der Patient entgegen ärztlichem Rat auf seine Entlassung oder verlässt er eigenmächtig das Krankenhaus, haftet das Krankenhaus für die entstehenden Folgen nicht.

(6) Eine Begleitperson wird entlassen, wenn die Voraussetzungen nach Absatz 3 nicht mehr gegeben sind.

§ 5
Vor- und nachstationäre Behandlung[22]

(1) Das Krankenhaus kann bei Verordnung von Krankenhausbehandlung (Krankenhauseinweisung) Patienten in medizinisch geeigneten Fällen ohne Unterkunft und Verpflegung behandeln, um

a) die Erforderlichkeit einer vollstationären Krankenhausbehandlung zu klären oder die vollstationäre Krankenhausbehandlung vorzubereiten (vorstationäre Behandlung)[23],

b) im Anschluss an eine vollstationäre Krankenhausbehandlung den Behandlungserfolg zu sichern oder zu festigen (nachstationäre Behandlung).

(2) Die vorstationäre Krankenhausbehandlung, die drei Behandlungstage innerhalb von fünf Kalendertagen vor Beginn der stationären Behandlung nicht überschreiten darf, wird beendet,

a) mit Aufnahme des Patienten zur vollstationären Behandlung,

b) wenn sich herausstellt, dass eine vollstationäre Krankenhausbehandlung nicht oder erst außerhalb des vorstationären Zeitrahmens notwendig ist,

c) wenn der Patient die Beendigung ausdrücklich wünscht oder die Behandlung abbricht.

In den Fällen b) und c) endet auch der Behandlungsvertrag.

(3) Die nachstationäre Krankenhausbehandlung, die sieben Behandlungstage innerhalb von 14 Kalendertagen, bei Organübertragungen drei Monate nach Beendigung der stationären Krankenhausbehandlung, nicht überschreiten darf, wird beendet,

a) wenn der Behandlungserfolg nach Entscheidung des Krankenhausarztes gesichert oder gefestigt ist, oder

b) wenn der Patient die Beendigung ausdrücklich wünscht oder die Behandlung abbricht.

Gleichzeitig endet auch der Behandlungsvertrag.

Die Frist von 14 Kalendertagen oder drei Monaten kann in medizinisch begründeten Einzelfällen im Einvernehmen mit dem einweisenden Arzt verlängert werden. Kontrolluntersuchungen bei Organübertragungen nach § 9 des Transplantationsgesetzes dürfen vom Krankenhaus auch nach Beendigung der nachstationären Behandlung fortgeführt werden, um die weitere Krankenbehandlung oder Maßnahmen der Qualitätssicherung wissenschaftlich zu begleiten oder zu unterstützen.

(4) Eine notwendige ärztliche Behandlung außerhalb des Krankenhauses während der vor- und nachstationären Behandlung wird im Rahmen des Sicherstellungs-auftrages durch die an der vertragsärztlichen Versorgung teilnehmenden Ärzte gewährleistet und ist nicht Gegenstand der Krankenhausleistungen.

(5) Das Krankenhaus unterrichtet den einweisenden Arzt unverzüglich über die vor- und nachstationäre Behandlung des Patienten sowie diesen und die an der weiteren Krankenbehandlung jeweils beteiligten Ärzte über die Kontrolluntersuchungen und deren Ergebnis.[24]

§ 5a
Stationsäquivalente psychiatrische Behandlung

Im Rahmen der psychiatrischen Versorgung kann das Krankenhaus in medizinisch geeigneten Fällen anstelle einer vollstationären Behandlung eine stationsäquivalente Behandlung im häuslichen Umfeld erbringen.[25]

§ 6
Entgelt

Das Entgelt für die Leistungen des Krankenhauses richtet sich nach den gesetzlichen Vorgaben und dem DRG-Entgelttarif/PEPP-Entgelttarif[26] in der jeweils gültigen Fassung, der Bestandteil dieser AVB ist *(Anlage)*.

§ 7
Abrechnung des Entgelts bei gesetzlich Krankenversicherten und Heilfürsorgeberechtigten

(1) Soweit ein öffentlich-rechtlicher Kostenträger (z.B. Krankenkassen etc.) nach Maßgabe der jeweils geltenden gesetzlichen Vorschriften zur Zahlung des Entgelts für die Krankenhausleistungen verpflichtet ist, rechnet das Krankenhaus seine Entgelte unmittelbar mit diesem ab. Auf Verlangen des Krankenhauses legt der Patient eine Kostenübernahmeerklärung seines Kostenträgers vor, die alle Leistungen umfasst, die im Einzelfall nach Art und Schwere der Krankheit für die medizinische Versorgung im Krankenhaus notwendig sind.[27]

(2) Gesetzlich Krankenversicherte, die das achtzehnte Lebensjahr vollendet haben, zahlen von Beginn der vollstationären Krankenhausbehandlung an innerhalb eines Kalenderjahres für längstens 28 Tage nach Maßgabe des § 39 Abs. 4 SGB V eine Zuzahlung, die vom Krankenhaus an die Krankenkasse weitergeleitet wird. Nähere Einzelheiten ergeben sich aus dem DRG-Entgelttarif/PEPP-Entgelttarif[28].

(3) Gesetzlich Krankenversicherte, bei denen eine Krankenhausbehandlung im Sinne des § 39 Abs. 1 SGB V durchgeführt wird und die erklären, über die vom Krankenhaus erbrachten Leistungen sowie die von den Krankenkassen dafür zu zahlenden Entgelte unterrichtet werden zu wollen, erhalten innerhalb von vier Wochen nach Abschluss der Krankenhausbehandlung eine derartige schriftliche oder elektronische Information, sofern sie bzw. ihre gesetzlichen Vertreter bis spätestens zwei Wochen nach Abschluss der Behandlung dies ausdrücklich gegenüber der Krankenhausverwaltung erklären.[29]

§ 8
Abrechnung des Entgelts bei Selbstzahlern

(1) Sofern kein gesetzlicher Krankenversicherungsschutz besteht oder Wahlleistungen in Anspruch genommen werden, die vom gesetzlichen Krankenversicherungsschutz nicht umfasst sind, besteht nach Maßgabe der jeweils geltenden gesetzlichen Vorschriften keine Leistungspflicht eines öffentlich-rechtlichen Kostenträgers (z.B. Krankenkasse). In diesem Fall ist der Patient dem Krankenhaus gegenüber Selbstzahler.

(2) Selbstzahler sind zur Entrichtung des Entgeltes für die Krankenhausleistungen verpflichtet. Sofern der Patient als Versicherter einer privaten Krankenversicherung von der Möglichkeit einer direkten Abrechnung zwischen dem Krankenhaus und dem privaten Krankenversicherungsunternehmen Gebrauch macht[30], werden Rechnungen unmittelbar gegenüber dem privaten Krankenversicherungsunternehmen erteilt.[31] Voraussetzung für eine solche Direktabrechnung ist, dass der Versicherte seine ausdrückliche Einwilligung erklärt, dass die Daten an das private Krankenversicherungsunternehmen übermittelt werden.

(3) Für Krankenhausleistungen können Zwischenrechnungen erteilt werden.[32] Nach Beendigung der Behandlung wird eine Schlussrechnung erstellt.[33]

(4) Die Nachberechnung von Leistungen, die in der Schlussrechnung nicht enthalten sind, und die Berichtigung von Fehlern bleiben vorbehalten.

(5) Der Rechnungsbetrag wird mit Zugang der Rechnung fällig.

(6) Bei Zahlungsverzug können Verzugszinsen in Höhe von fünf Prozentpunkten über dem Basiszinssatz pro Jahr (§ 288 Abs. 1 BGB) berechnet werden; darüber hinaus können Mahngebühren in Höhe von Euro ____ berechnet werden, es sei denn, der Patient weist nach, dass kein oder ein wesentlich geringerer Schaden entstanden ist.[34]

(7) Eine Aufrechnung mit bestrittenen oder nicht rechtskräftig festgestellten Forderungen ist ausgeschlossen.

§ 9
Vorauszahlungen, Abschlagszahlungen[35]

(1) Soweit das Krankenhaus auf der Grundlage von Diagnosis Related Groups (DRG) nach § 17b oder PEPP-Entgelten nach § 17d des Krankenhausfinanzierungsgesetzes (KHG) abrechnet, kann es für Krankenhausaufenthalte eine angemessene Vorauszahlung verlangen, wenn und soweit ein Krankenversicherungsschutz nicht nachgewiesen wird (§ 8 Abs. 4 Bundespflegesatzverordnung – BPflV oder § 8 Abs. 7 Krankenhausentgeltgesetz – KHEntgG).

(2) Ab dem achten Tag des Krankenhausaufenthalts kann das Krankenhaus eine angemessene Abschlagszahlung verlangen, deren Höhe sich an den bisher erbrachten Leistungen in Verbindung mit der Höhe der voraussichtlich zu zahlenden Entgelte orientiert (§ 8 Abs. 4 BPflV oder § 8 Abs. 7 KHEntgG).

§ 10
Beurlaubung

Beurlaubungen sind mit einer stationären Krankenhausbehandlung in der Regel nicht vereinbar. Während einer stationären Behandlung werden Patienten daher nur aus zwingenden Gründen und nur mit Zustimmung des Leitenden Abteilungsarztes beurlaubt.[36]

§ 11
Ärztliche Eingriffe

(1) Eingriffe in die körperliche und geistig-seelische Unversehrtheit des Patienten werden nur nach seiner Aufklärung über die Bedeutung und Tragweite des Eingriffs und nach seiner Einwilligung vorgenommen.[37]

(2) Ist der Patient außerstande, die Einwilligung zu erklären, wird der Eingriff ohne eine ausdrückliche Einwilligung vorgenommen, wenn dieser nach der Überzeugung des zuständigen Krankenhausarztes zur Abwendung einer drohenden Lebensgefahr oder wegen einer unmittelbar drohenden schwerwiegenden Beeinträchtigung des Gesundheitszustandes des Patienten unverzüglich erforderlich ist.

(3) Absatz 2 gilt entsprechend, wenn bei einem beschränkt geschäftsfähigen oder geschäftsunfähigen Patienten ein zur Vertretung Berechtigter (z.B. die Eltern als gesetzliche Vertreter, ein Vormund, ein Betreuer oder ein rechtsgeschäftlich Bevollmächtigter) nicht oder nicht rechtzeitig erreichbar ist oder seine dem Eingriff entgegenstehende Willenserklärung im Hinblick auf § 323 c StGB unbeachtlich ist.

§ 12
Aufzeichnungen und Daten

(1) Krankengeschichten, insbesondere Krankenblätter, Untersuchungsbefunde, Röntgenaufnahmen und andere Aufzeichnungen sind Eigentum des Krankenhauses.[38]

(2) Patienten haben keinen Anspruch auf Herausgabe der Originalunterlagen. Abweichende gesetzliche Regelungen bleiben unberührt.[39]

(3) Die Rechte des Patienten oder eines von ihm Beauftragten auf Einsicht in die Aufzeichnungen und auf Überlassung von Kopien – auch in Form von elektronischen Abschriften – auf seine Kosten bleiben unberührt.[40] Die entsprechenden Kosten sind vom Patienten vor Übergabe zu erstatten.[41] Der Patient hat zudem ein Recht auf Auskunft.[42]

(4) Die Verarbeitung der Daten einschließlich ihrer Weitergabe erfolgt unter Beachtung der gesetzlichen Regelungen, insbesondere der Bestimmungen über den Datenschutz, der ärztlichen Schweigepflicht und des Sozialgeheimnisses.

§ 13
Hausordnung

Der Patient hat die vom Krankenhaus erlassene Hausordnung zu beachten.[43]

§ 14
Eingebrachte Sachen

(1) In das Krankenhaus sollen nur die notwendigen Kleidungsstücke und Gebrauchsgegenstände eingebracht werden.

(2) Geld und Wertsachen werden bei der Verwaltung in für das Krankenhaus zumutbarer Weise verwahrt.[44]

(3) Bei handlungsunfähig eingelieferten Patienten werden Geld und Wertsachen in Gegenwart eines Zeugen festgestellt und der Verwaltung zur Verwahrung übergeben.

(4) Zurückgelassene Sachen gehen in das Eigentum des Krankenhauses über, wenn sie nicht innerhalb von 12 Wochen nach Aufforderung abgeholt werden.[45]

(5) Im Fall des Absatzes 4 wird in der Aufforderung ausdrücklich darauf verwiesen, dass auf den Herausgabeanspruch verzichtet wird mit der Folge, dass die zurückgelassenen Sachen nach Ablauf der Frist in das Eigentum des Krankenhauses übergehen.

(6) Absatz 4 gilt nicht für Nachlassgegenstände sowie für Geld und Wertsachen, die von der Verwaltung verwahrt werden. Die Aufbewahrung, Herausgabe und Verwertung dieser Sachen erfolgt unter Beachtung der gesetzlichen Bestimmungen.

§ 15
Haftungsbeschränkung[46]

(1) Für den Verlust oder die Beschädigung von eingebrachten Sachen, die in der Obhut des Patienten bleiben, oder von Fahrzeugen des Patienten, die auf dem Krankenhausgrundstück oder auf einem vom Krankenhaus bereitgestellten Parkplatz abgestellt sind, haftet der Krankenhausträger nur bei Vorsatz und grober Fahrlässigkeit; das gleiche gilt bei Verlust von Geld und Wertsachen, die nicht der Verwaltung zur Verwahrung übergeben wurden.

(2) Haftungsansprüche wegen Verlustes oder Beschädigung von Geld und Wertsachen, die durch die Verwaltung verwahrt wurden, sowie für Nachlassgegenstände, die sich in der Verwahrung der Verwaltung befunden haben, müssen innerhalb einer Frist von drei Monaten nach Erlangung der Kenntnis von dem Verlust oder der Beschädigung schriftlich geltend gemacht werden; die Frist beginnt frühestens mit der Entlassung des Patienten.

§ 16
Zahlungsort[47]

Der Zahlungspflichtige hat seine Schuld auf seine Gefahr und seine Kosten in ________________________ zu erfüllen.

§ 17
Inkrafttreten

Diese AVB treten am _________________ in Kraft. Gleichzeitig werden die AVB _________________ vom _________________ aufgehoben.

Anlagen:[48]

- DRG-Entgelttarif/PEPP-Entgelttarif[49]
- Hausordnung

Stationäre Behandlungsverträge

Behandlungsverträge <u>ohne</u> separate AVB

Behandlungsvertrag[50] über stationäre Krankenhausleistungen

zwischen

____
Name, Vorname des Patienten[51]

____
Geburtsdatum des Patienten

____
Anschrift

und

____
als Träger des Krankenhauses

____

über die vollstationäre/teilstationäre/stationsäquivalente psychiatrische/vor- und nachstationäre Behandlung zu den nachfolgend genannten Bedingungen.

§ 1 Krankenhausleistungen

(1) Die vom Krankenhaus angebotenen vollstationären Krankenhausleistungen – auch in Form der stationsäquivalenten psychiatrischen –, teilstationären sowie vor- und nachstationären Krankenhausleistungen umfassen die allgemeinen Krankenhausleistungen (§ 2 BPflV, § 2 KHEntgG) und die Wahlleistungen (§ 17 KHEntgG).

(2) Nicht Gegenstand der allgemeinen Krankenhausleistungen sind

a) die Dialyse, wenn hierdurch eine entsprechende Behandlung fortgeführt wird, das Krankenhaus keine eigene Dialyseeinrichtung hat und ein Zusammenhang mit dem Grund der Krankenhausbehandlung nicht besteht.[52]

b) die Leistungen der Belegärzte[53], der Beleghebammen/-entbindungspfleger,

c) Hilfsmittel, die dem Patienten bei Beendigung des Krankenhausaufenthaltes mitgegeben werden (z.B. Prothesen, Unterarmstützkrücken, Krankenfahrstühle)[54],

d) die Leichenschau und die Ausstellung einer Todesbescheinigung[55],

e) Leistungen, die nach Entscheidung des Gemeinsamen Bundesausschusses gemäß § 137c SGB V nicht zu Lasten der gesetzlichen Krankenkassen erbracht werden dürfen,

f) Dolmetscherkosten[56].

(3) Wahlleistungen sind mit dem Krankenhaus gesondert zu vereinbaren.

(4) Das Vertragsangebot des Krankenhauses erstreckt sich nur auf diejenigen Leistungen, für die das Krankenhaus im Rahmen seiner medizinischen Zielsetzung personell und sachlich ausgestattet ist.[57]

§ 2
Aufnahme,
Verlegung, Entlassung

(1) Im Rahmen der Leistungsfähigkeit des Krankenhauses wird aufgenommen, wer der vollstationären oder teilstationären Krankenhausbehandlung bedarf.

(2) Bei medizinischer Notwendigkeit (insbesondere in Notfällen), können Patienten in ein anderes Krankenhaus verlegt werden. Die Verlegung wird vorher – soweit möglich – mit dem Patienten abgestimmt.

Eine auf Wunsch des gesetzlich Krankenversicherten zu Lasten der gesetzlichen Krankenkasse erfolgende Verlegung in ein wohnortnahes Krankenhaus ist gemäß § 60 SGB V von einer Einwilligung der gesetzlichen Krankenkasse abhängig, wenn die Verlegung nicht aus zwingenden medizinischen Gründen erforderlich ist.[58] Verweigert die gesetzliche Krankenkasse ihre Einwilligung, erfolgt die Verlegung nur auf ausdrücklichen Wunsch und eigene Kosten des gesetzlich Krankenversicherten. Das Krankenhaus informiert den gesetzlich Krankenversicherten hierüber.

(3) Entlassen wird,

a) wer nach dem Urteil des behandelnden Krankenhausarztes der Krankenhausbehandlung nicht mehr bedarf oder

b) die Entlassung ausdrücklich wünscht.

Besteht der Patient entgegen ärztlichem Rat auf seiner Entlassung oder verlässt er eigenmächtig das Krankenhaus, haftet das Krankenhaus für die entstehenden Folgen nicht.

§ 3
Entgelt

Das Entgelt für die Leistungen des Krankenhauses richtet sich nach den gesetzlichen Vorgaben und dem DRG-Entgelttarif/PEPP-Entgelttarif[59] in der jeweils gültigen Fassung, der Bestandteil dieses Vertrages ist.

§ 4
Abrechnung des Entgelts bei gesetzlich Krankenversicherten und Heilfürsorgeberechtigten

(1) Soweit ein öffentlich-rechtlicher Kostenträger (z.B. Krankenkassen etc.) nach Maßgabe der jeweils geltenden gesetzlichen Vorschriften zur Zahlung des Entgelts für die Krankenhausleistungen verpflichtet ist, rechnet das Krankenhaus seine Entgelte unmittelbar mit diesem ab. Auf Verlangen des Krankenhauses legt der Patient eine Kostenübernahmeerklärung seines Kostenträgers vor, die alle Leistungen umfasst, die im Einzelfall nach Art und Schwere der Krankheit für die medizinische Versorgung im Krankenhaus notwendig sind.[60]

(2) Gesetzlich Krankenversicherte, bei denen eine Krankenhausbehandlung im Sinne des § 39 Abs. 1 SGB V durchgeführt wird und die erklären, über die vom Krankenhaus erbrachten Leistungen sowie die von den Krankenkassen dafür zu zahlenden Entgelte unterrichtet werden zu wollen, erhalten innerhalb von vier Wochen nach Abschluss der Krankenhausbehandlung eine derartige schriftliche oder elektronische Information, sofern sie bzw. ihre gesetzlichen Vertreter bis spätestens zwei Wochen nach Abschluss der Behandlung dies ausdrücklich gegenüber der Krankenhausverwaltung erklären.[61]

§ 5
Abrechnung des Entgelts bei Selbstzahlern

(1) Selbstzahler sind zur Entrichtung des Entgeltes für die Krankenhausleistungen verpflichtet. Sofern der Patient als Versicherter einer privaten Krankenversicherung von der Möglichkeit einer direkten Abrechnung zwischen dem Krankenhaus und dem privaten Krankenversicherungsunternehmen Gebrauch macht[62], werden Rechnungen unmittelbar gegenüber dem privaten Krankenversicherungsunternehmen erteilt.[63] Voraussetzung für eine solche Direktabrechnung ist, dass der Versicherte seine ausdrückliche Einwilligung erklärt, dass die Daten an das private Krankenversicherungsunternehmen übermittelt werden.

(2) Für Krankenhausleistungen können Zwischenrechnungen erteilt werden.[64] Nach Beendigung der Behandlung wird eine Schlussrechnung erstellt.[65]

(3) Die Nachberechnung von Leistungen, die in der Schlussrechnung nicht enthalten sind, und die Berichtigung von Fehlern bleiben vorbehalten.

(4) Der Rechnungsbetrag wird mit Zugang der Rechnung fällig.

(5) Bei Zahlungsverzug können Verzugszinsen in Höhe von fünf Prozentpunkten über dem Basiszinssatz pro Jahr (§ 288 Abs. 1 BGB) berechnet werden; darüber hinaus können Mahngebühren in Höhe von Euro ____ berechnet werden, es sei denn, der Patient weist nach, dass kein oder ein wesentlich geringerer Schaden entstanden ist.[66]

(6) Eine Aufrechnung mit bestrittenen oder nicht rechtskräftig festgestellten Forderungen ist ausgeschlossen.

§ 6
Eingebrachte Sachen

(1) In das Krankenhaus sollen nur die notwendigen Kleidungsstücke und Gebrauchsgegenstände eingebracht werden.

(2) Geld und Wertsachen werden bei der Verwaltung in für das Krankenhaus zumutbarer Weise verwahrt.[67]

(3) Bei handlungsunfähig eingelieferten Patienten werden Geld und Wertsachen in Gegenwart eines Zeugen festgestellt und der Verwaltung zur Verwahrung übergeben.

(4) Zurückgelassene Sachen gehen in das Eigentum des Krankenhauses über, wenn sie nicht innerhalb von 12 Wochen nach Aufforderung abgeholt werden.[68]

(5) Im Fall des Absatzes 4 wird in der Aufforderung ausdrücklich darauf verwiesen, dass auf den Herausgabeanspruch verzichtet wird mit der Folge, dass die zurückgelassenen Sachen nach Ablauf der Frist in das Eigentum des Krankenhauses übergehen.

(6) Absatz 4 gilt nicht für Nachlassgegenstände sowie für Geld und Wertsachen, die von der Verwaltung verwahrt werden. Die Aufbewahrung, Herausgabe und Verwertung dieser Sachen erfolgt unter Beachtung der gesetzlichen Bestimmungen.

§ 7
Haftungsbeschränkung[69]

(1) Für den Verlust oder die Beschädigung von eingebrachten Sachen, die in der Obhut des Patienten bleiben, oder von Fahrzeugen des Patienten, die auf dem Krankenhausgrundstück oder auf einem vom Krankenhaus bereitgestellten Parkplatz abgestellt sind, haftet der Krankenhausträger nur bei Vorsatz und grober Fahrlässigkeit; das gleiche gilt bei Verlust von Geld und Wertsachen, die nicht der Verwaltung zur Verwahrung übergeben wurden.

(2) Haftungsansprüche wegen Verlustes oder Beschädigung von Geld und Wertsachen, die durch die Verwaltung verwahrt wurden sowie für Nachlassgegenstände, die sich in der Verwahrung der Verwaltung befunden haben, müssen innerhalb einer Frist von drei Monaten nach Erlangung der Kenntnis von dem Verlust oder der Beschädigung schriftlich geltend gemacht werden; die Frist beginnt frühestens mit der Entlassung des Patienten.

§ 8
Zahlungsort[70]

Der Zahlungspflichtige hat seine Schuld auf seine Gefahr und seine Kosten in ____________________ zu erfüllen.

§ 9
Hausordnung

Der Patient hat die vom Krankenhaus erlassene Hausordnung zu beachten.[71]

Hinweis:

Sofern kein gesetzlicher Krankenversicherungsschutz besteht oder Wahlleistungen in Anspruch genommen werden, die vom gesetzlichen Krankenversicherungsschutz nicht umfasst sind, besteht nach Maßgabe der jeweils geltenden gesetzlichen Vorschriften keine Leistungspflicht eines öffentlich-rechtlichen Kostenträgers (z.B. Krankenkassen etc.). In diesen Fällen ist der Patient als Selbstzahler zur Entrichtung des Entgelts für die Krankenhausleistungen verpflichtet.

____
Ort, Datum

______________________________ ______________________________
Unterschrift des Patienten Unterschrift des Krankenhausmitarbeiters

Ich handele als Vertreter mit Vertretungsmacht/gesetzlicher Vertreter/Betreuer[72]

______________________________ ______________________________
Name, Vorname des Vertreters Anschrift des Vertreters

____
Unterschrift des Vertreters

Anlagen[73]:

- DRG-Entgelttarif/PEPP-Entgelttarif[74]
- Hausordnung

Empfangsbekenntnis[75]

Ich habe jeweils eine Ausfertigung

[ ] des Behandlungsvertrages

[ ] des DRG-Entgelt- oder PEPP-Entgelttarifs und der Unterrichtung des Patienten nach § 8 KHEntgG/BPflV

[ ] der Patienteninformation bei wahlärztlichen Leistungen

[ ] der Wahlleistungsvereinbarung

– Optional –

[ ] der Einwilligung in Datenübermittlungen zwischen Hausärzten und Krankenhäusern *[Optionales Muster!]*

[ ] der Einwilligung in Datenübermittlungen zwischen Krankenhäusern und Hausärzten / sonstigen Vor-/Nach-/Weiterbehandlern *[Optionales Muster!]*

[ ] der Einwilligung in Datenübermittlungen zwischen privaten Krankenversicherungsunternehmen und Krankenhäusern (Direktabrechnung und Mitteilung eines Pflegegrades) *[Optionales Muster!]*

[ ] der Information gegenüber Patienten im Krankenhausbereich auf der Grundlage der Art. 12 ff. DS-GVO / §§ 16 ff. DSG-EKD / §§ 14 ff. KDG

[ ] der Information für Kostenerstattungspatienten nach § 13 Abs. 2 SGB V

[ ] der Patienteninformation zum Entlassmanagement

[ ] der Einwilligung in das Entlassmanagement und die Datenverarbeitung

[ ] der Hausordnung

erhalten.

______________________ ______________________

Datum Unterschrift

Behandlungsvertrag[76] mit Patienten, die belegärztliche Leistungen in Anspruch nehmen

zwischen

____
Name, Vorname des Patienten[77]

____
Geburtsdatum des Patienten

____
Anschrift

und

____
als Träger des Krankenhauses

____

über die vollstationäre/teilstationäre Behandlung zu den nachfolgend genannten Bedingungen.

§ 1
Krankenhausleistungen

(1) Die vom Krankenhaus angebotenen vollstationären und teilstationären Krankenhausleistungen umfassen die allgemeinen Krankenhausleistungen (§ 2 BPflV, § 2 KHEntgG) und die Wahlleistungen (§ 17 KHEntgG).

(2) Nicht Gegenstand der allgemeinen Krankenhausleistungen sind

a) die Dialyse, wenn hierdurch eine entsprechende Behandlung fortgeführt wird, das Krankenhaus keine eigene Dialyseeinrichtung hat und ein Zusammenhang mit dem Grund der Krankenhausbehandlung nicht besteht.[78]

b) die Leistungen der Belegärzte[79], der Beleghebammen/-entbindungspfleger,

c) Hilfsmittel, die dem Patienten bei Beendigung des Krankenhausaufenthaltes mitgegeben werden (z.B. Prothesen, Unterarmstützkrücken, Krankenfahrstühle)[80],

d) die Leichenschau und die Ausstellung einer Todesbescheinigung[81],

e) Leistungen, die nach Entscheidung des Gemeinsamen Bundesausschusses gemäß § 137c SGB V nicht zu Lasten der gesetzlichen Krankenkassen erbracht werden dürfen,

f) Dolmetscherkosten[82].

(3) Die Verpflichtung des Krankenhauses erstreckt sich nicht auf Leistungen des Belegarztes; zu diesen gehören seine persönlichen Leistungen, der ärztliche Bereitschaftsdienst, die von ihm veranlassten Leistungen nachgeordneter Ärzte des Krankenhauses, die in demselben Fachgebiet wie der Belegarzt tätig werden und die von ihm veranlassten Leistungen von Ärzten und ärztlich geleiteten Einrichtungen außerhalb des Krankenhauses.

(4) Wahlleistungen sind mit dem Krankenhaus gesondert zu vereinbaren.

(5) Das Vertragsangebot des Krankenhauses erstreckt sich nur auf diejenigen Leistungen, für die das Krankenhaus im Rahmen seiner medizinischen Zielsetzung personell und sachlich ausgestattet ist.[83]

§ 2
Aufnahme,
Verlegung, Entlassung

(1) Im Rahmen der Leistungsfähigkeit des Krankenhauses wird aufgenommen, wer nach dem Urteil des für die Behandlung verantwortlichen Belegarztes der vollstationären oder teilstationären Krankenhausbehandlung bedarf.

(2) Bei medizinischer Notwendigkeit (insbesondere in Notfällen), können Patienten in ein anderes Krankenhaus verlegt werden. Die Verlegung wird vorher – soweit möglich – mit dem Patienten abgestimmt.

Eine auf Wunsch des gesetzlich Krankenversicherten zu Lasten der gesetzlichen Krankenkasse erfolgende Verlegung in ein wohnortnahes Krankenhaus ist gemäß § 60 SGB V von einer Einwilligung der gesetzlichen Krankenkasse abhängig, wenn die Verlegung nicht aus zwingenden medizinischen Gründen erforderlich ist.[84] Verweigert die gesetzliche Krankenkasse ihre Einwilligung, erfolgt die Verlegung nur auf ausdrücklichen Wunsch und eigene Kosten des gesetzlich Krankenversicherten. Das Krankenhaus informiert den gesetzlich Krankenversicherten hierüber.

(3) Entlassen wird,

a) wer nach dem Urteil des für die Behandlung verantwortlichen Belegarztes der Krankenhausbehandlung nicht mehr bedarf oder

b) die Entlassung ausdrücklich wünscht.

Besteht der Patient entgegen ärztlichem Rat auf seiner Entlassung oder verlässt er eigenmächtig das Krankenhaus, haftet das Krankenhaus für die entstehenden Folgen nicht.

§ 3
Entgelt

Das Entgelt für die Leistungen des Krankenhauses richtet sich nach den gesetzlichen Vorgaben und dem DRG-Entgelttarif/PEPP-Entgelttarif[85] in der jeweils gültigen Fassung, der Bestandteil dieses Vertrages ist.

Der Belegarzt sowie die von ihm hinzugezogenen Ärzte bzw. ärztlich geleiteten Einrichtungen außerhalb des Krankenhauses berechnen ihre Leistungen gesondert.[86]

§ 4
Abrechnung des Entgelts bei gesetzlich Krankenversicherten und Heilfürsorgeberechtigten

(1) Soweit ein öffentlich-rechtlicher Kostenträger (z.B. Krankenkassen etc.) nach Maßgabe der jeweils geltenden gesetzlichen Vorschriften zur Zahlung des Entgelts für die Krankenhausleistungen verpflichtet ist, rechnet das Krankenhaus seine Entgelte unmittelbar mit diesem ab. Auf Verlangen des Krankenhauses oder des Belegarztes legt der Patient eine Kostenübernahmeerklärung seines Kostenträgers vor, die alle Leistungen umfasst, die im Einzelfall nach Art und Schwere der Krankheit für die medizinische Versorgung im Krankenhaus notwendig sind.[87]

(2) Gesetzlich Krankenversicherte, bei denen eine Krankenhausbehandlung im Sinne des § 39 Abs. 1 SGB V durchgeführt wird und die erklären, über die vom Krankenhaus erbrachten Leistungen sowie die von den Krankenkassen dafür zu zahlenden Entgelte unterrichtet werden zu wollen, erhalten innerhalb von vier Wochen nach Abschluss der Krankenhausbehandlung eine derartige schriftliche Information, sofern sie bzw. ihre gesetzlichen Vertreter bis spätestens zwei Wochen nach Abschluss der Behandlung dies ausdrücklich gegenüber der Krankenhausverwaltung erklären.[88]

§ 5
Abrechnung des Entgelts bei Selbstzahlern

(1) Selbstzahler sind zur Entrichtung des Entgeltes für die Krankenhausleistungen verpflichtet. Sofern der Patient als Versicherter einer privaten Krankenversicherung von der Möglichkeit einer direkten Abrechnung zwischen dem Krankenhaus und dem privaten Krankenversicherungsunternehmen Gebrauch macht[89], werden Rechnungen unmittelbar gegenüber dem privaten Krankenversicherungsunternehmen erteilt.[90] Voraussetzung für eine solche Direktabrechnung ist, dass der Versicherte seine ausdrückliche Einwilligung erklärt, dass die Daten an das private Krankenversicherungsunternehmen übermittelt werden.

(2) Für Krankenhausleistungen können Zwischenrechnungen erteilt werden.[91] Nach Beendigung der Behandlung wird eine Schlussrechnung erstellt.[92]

(3) Die Nachberechnung von Leistungen, die in der Schlussrechnung nicht enthalten sind, und die Berichtigung von Fehlern bleiben vorbehalten.

(4) Der Rechnungsbetrag wird mit Zugang der Rechnung fällig.

(5) Bei Zahlungsverzug können Verzugszinsen in Höhe von fünf Prozentpunkten über dem Basiszinssatz pro Jahr (§ 288 Abs. 1 BGB) berechnet werden; darüber hinaus können Mahngebühren in Höhe von Euro ____ berechnet werden, es sei denn, der Patient weist nach, dass kein oder ein wesentlich geringerer Schaden entstanden ist.[93]

(6) Eine Aufrechnung mit bestrittenen oder nicht rechtskräftig festgestellten Forderungen ist ausgeschlossen.

§ 6
Eingebrachte Sachen

(1) In das Krankenhaus sollen nur die notwendigen Kleidungsstücke und Gebrauchsgegenstände eingebracht werden.

(2) Geld und Wertsachen werden bei der Verwaltung in für das Krankenhaus zumutbarer Weise verwahrt.[94]

(3) Bei handlungsunfähig eingelieferten Patienten werden Geld und Wertsachen in Gegenwart eines Zeugen festgestellt und der Verwaltung zur Verwahrung übergeben.

(4) Zurückgelassene Sachen gehen in das Eigentum des Krankenhauses über, wenn sie nicht innerhalb von 12 Wochen nach Aufforderung abgeholt werden.[95]

(5) Im Fall des Absatzes 4 wird in der Aufforderung ausdrücklich darauf verwiesen, dass auf den Herausgabeanspruch verzichtet wird mit der Folge, dass die zurückgelassenen Sachen nach Ablauf der Frist in das Eigentum des Krankenhauses übergehen.

(6) Absatz 4 gilt nicht für Nachlassgegenstände sowie für Geld und Wertsachen, die von der Verwaltung verwahrt werden. Die Aufbewahrung, Herausgabe und Verwertung dieser Sachen erfolgt unter Beachtung der gesetzlichen Bestimmungen.

§ 7
Haftungsbeschränkung[96]

(1) Für den Verlust oder die Beschädigung von eingebrachten Sachen, die in der Obhut des Patienten bleiben, oder von Fahrzeugen des Patienten, die auf dem Krankenhausgrundstück oder auf einem vom Krankenhaus bereitgestellten Parkplatz abgestellt sind, haftet der Krankenhausträger nur bei Vorsatz und grober Fahrlässigkeit; das gleiche gilt bei Verlust von Geld und Wertsachen, die nicht der Verwaltung zur Verwahrung übergeben wurden.

(2) Haftungsansprüche wegen Verlustes oder Beschädigung von Geld und Wertsachen, die durch die Verwaltung verwahrt wurden sowie für Nachlassgegenstände, die sich in der Verwahrung der Verwaltung befunden haben, müssen innerhalb einer Frist von drei Monaten nach Erlangung der Kenntnis von dem Verlust oder der Beschädigung schriftlich geltend gemacht werden; die Frist beginnt frühestens mit der Entlassung des Patienten.

§ 8
Zahlungsort[97]

Der Zahlungspflichtige hat seine Schuld auf seine Gefahr und seine Kosten in ______________________ zu erfüllen.

§ 9
Hausordnung

Der Patient hat die vom Krankenhaus erlassene Hausordnung zu beachten.[98]

> ***Hinweis:***
>
> Sofern kein gesetzlicher Krankenversicherungsschutz besteht oder Wahlleistungen in Anspruch genommen werden, die vom gesetzlichen Krankenversicherungsschutz nicht umfasst sind, besteht nach Maßgabe der jeweils geltenden gesetzlichen Vorschriften keine Leistungspflicht eines öffentlich-rechtlichen Kostenträgers (z.B. Krankenkassen etc.). In diesen Fällen ist der Patient als Selbstzahler zur Entrichtung des Entgelts für die Krankenhausleistungen verpflichtet.
>
> Das Krankenhaus haftet nicht für Leistungen der Belegärzte.

____
Ort, Datum

______________________________	______________________________
Unterschrift des Patienten	Unterschrift des Krankenhausmitarbeiters

Ich handele als Vertreter mit Vertretungsmacht/gesetzlicher Vertreter/Betreuer[99]

______________________________	______________________________
Name, Vorname des Vertreters	Anschrift des Vertreters

____
Unterschrift des Vertreters

Anlagen[100]:

- DRG-Entgelttarif/PEPP-Entgelttarif[101]
- Hausordnung

Empfangsbekenntnis[102]

Ich habe jeweils eine Ausfertigung

[ ] des Behandlungsvertrages

[ ] des DRG-Entgelt- oder PEPP-Entgelttarifs und der Unterrichtung des Patienten nach § 8 KHEntgG/BPflV

[ ] der Patienteninformation bei wahlärztlichen Leistungen

[ ] der Wahlleistungsvereinbarung

– Optional –

[ ] der Einwilligung in Datenübermittlungen zwischen Hausärzten und Krankenhäusern *[Optionales Muster!]*

[ ] der Einwilligung in Datenübermittlungen zwischen Krankenhäusern und Hausärzten / sonstigen Vor-/Nach-/Weiterbehandlern *[Optionales Muster!]*

[ ] der Einwilligung in Datenübermittlungen zwischen privaten Krankenversicherungsunternehmen und Krankenhäusern (Direktabrechnung und Mitteilung eines Pflegegrades) *[Optionales Muster!]*

[ ] der Information gegenüber Patienten im Krankenhausbereich auf der Grundlage der Art. 12 ff. DS-GVO / §§ 16 ff. DSG-EKD / §§ 14 ff. KDG

[ ] der Information für Kostenerstattungspatienten nach § 13 Abs. 2 SGB V

[ ] der Patienteninformation zum Entlassmanagement

[ ] der Einwilligung in das Entlassmanagement und die Datenverarbeitung

[ ] der Hausordnung

erhalten.

__________________ ________________________

Datum Unterschrift

Anlagen

zu allen stationären Behandlungsverträgen

Hinweis zum DRG-Entgelttarif für Krankenhäuser im Anwendungsbereich des KHEntgG und zur Unterrichtung des Patienten gemäß § 8 KHEntgG:

Artikel 7 des Gesetzentwurfes eines Gesetzes für einen fairen Kassenwettbewerb in der gesetzlichen Krankenversicherung – GKV-FKG – enthält einen § 8 Abs. 11 KHEntgG, kraft dessen Krankenhäuser einen Zuschlag für die Refinanzierung von Tarifsteigerungen im Bereich des Pflegepersonals berechnen können. Sollte diese Gesetzesänderung beschlossen werden, was voraussichtlich im Januar/Februar 2020 erfolgen wird, wäre der DRG-Entgelttarif unter Punkt 6. mit folgendem Passus zu ergänzen:

- *„Zuschlag für die Refinanzierung von Tarifsteigerungen im Bereich des Pflegepersonals gemäß § 8 Abs. 11 KHEntgG*

  in Höhe von ___ %

  des Rechnungsbetrages bei allen Patienten, die zwischen dem 01.01.2020 und dem 31.12.2020 in das Krankenhaus aufgenommen werden."

Anlage 1

DRG-Entgelttarif 2020 für Krankenhäuser im Anwendungsbereich des KHEntgG und Unterrichtung des Patienten gemäß § 8 KHEntgG[103]

Das/die ______________________________
Krankenhaus/Krankenhäuser

des/der ______________________________ (Krankenhausträger)

berechnet/n ab dem __________ folgende Entgelte:

1. Fallpauschalen (DRGs) gemäß § 7 Abs. 1 S. 1 Ziff. 1 KHEntgG

Das Entgelt für die allgemeinen voll- und teilstationären Leistungen des Krankenhauses richtet sich nach den gesetzlichen Vorgaben des KHG sowie des KHEntgG in der jeweils gültigen Fassung. Danach werden allgemeine Krankenhausleistungen überwiegend über diagnoseorientierte Fallpauschalen (sog. Diagnosis Related Groups – DRG) abgerechnet. Entsprechend der DRG-Systematik bemisst sich das konkrete Entgelt nach den individuellen Umständen des Krankheitsfalls.

Die Zuweisung zu einer DRG erfolgt über verschiedene Parameter. Die wichtigsten sind hierbei die Hauptdiagnose sowie gegebenenfalls durchgeführte Prozeduren (Operationen, aufwändige diagnostische oder therapeutische Leistungen). Eventuell vorhandene Nebendiagnosen können zudem die Schweregradeinstufung beeinflussen. Für die Festlegung der Diagnosen beziehungsweise Prozeduren stehen Kataloge mit circa 13.000 Diagnosen (ICD-10-GM Version 2020) und circa 30.000 Prozeduren (OPS Version 2020) zur Verfügung. Neben den bisher genannten können auch andere Faktoren wie z.B. das Alter oder die Entlassungsart Auswirkung auf die Zuweisung einer DRG haben.

Die genauen Definitionen der einzelnen DRGs sind im jeweils aktuell gültigen DRG-Klassifikationssystem (DRG-Definitionshandbuch) festgelegt. Das DRG-Definitionshandbuch beschreibt die DRGs einerseits alphanumerisch, andererseits mittels textlichen Definitionen. Ergänzend finden sich hier auch Tabellen von zugehörigen Diagnosen oder Prozeduren.

Die jeweilige DRG ist mit einem entsprechenden Relativgewicht bewertet, welches im Rahmen der DRG-Systempflege jährlich variieren kann. Diesem Relativgewicht ist ein in Euro ausgedrückter Basisfallwert (festgesetzter Wert einer Bezugsleistung) zugeordnet. Der derzeit gültige Basisfallwert liegt bei ____ € und unterliegt jährlichen Veränderungen. Aus der Multiplikation von Relativgewicht und Basisfallwert ergibt sich der Preis für den Behandlungsfall.

Beispiel (Basisfallwert hypothetisch):

DRG	DRG-Definition	Relativgewicht	Basisfallwert	Entgelt
B79Z	Schädelfrakturen, Somnolenz, Sopor	0,517	€ 3.500,00	€ 1.809,50
I04Z	Implantation, Wechsel oder Entfernung einer Endoprothese am Kniegelenk mit komplizierender Diagnose oder Arthrodese oder Implantation einer Endoprothese nach vorheriger Explantation oder periprothetische Fraktur an der Schulter oder am Knie	3,202	€ 3.500,00	€ 11.207,00

Welche DRG bei Ihrem Krankheitsbild letztlich für die Abrechnung heranzuziehen ist, lässt sich nicht vorhersagen. Hierfür kommt es darauf an, welche Diagnose(n) am Ende des stationären Aufenthaltes gestellt und welche diagnostischen beziehungsweise therapeutischen Leistungen im Fortgang des Behandlungsgeschehens konkret erbracht werden. Für das Jahr 2020 werden die bundeseinheitlichen Fallpauschalen durch die Anlage 1 der Fallpauschalenvereinbarung 2020 (FPV 2020) vorgegeben.

2. Über- und Unterschreiten der Grenzverweildauer bzw. der mittleren Verweildauer der Fallpauschale (DRG) gemäß § 1 Abs. 2 und 3 sowie § 3 Abs. 1 und 2 FPV 2020

Der nach der oben beschriebenen DRG-Systematik zu ermittelnde Preis setzt voraus, dass DRG-spezifische Grenzen für die Verweildauer im Krankenhaus nicht über- oder unterschritten werden. Bei Über- oder Unterschreiten dieser Verweildauern werden gesetzlich vorgegebene Zu- oder Abschläge fällig. Die näheren Einzelheiten und das Berechnungsverfahren hierzu regelt die Vereinbarung zum Fallpauschalensystem für Krankenhäuser für das Jahr 2020 (FPV 2020).

3. Zusatzentgelte nach den Zusatzentgeltekatalogen gemäß § 5 FPV 2020

Soweit dies zur Ergänzung der Fallpauschalen in eng begrenzten Ausnahmefällen erforderlich ist, können die für die Entwicklung und Pflege des deutschen DRG-Systems zuständigen Selbstverwaltungspartner auf der Bundesebene (Spitzenverband Bund der Krankenkassen, PKV-Verband und Deutsche Krankenhausgesellschaft) gemäß § 17b Abs. 1 S. 7 KHG Zusatzentgelte für Leistungen, Leistungskomplexe oder Arzneimittel vereinbaren. Dies gilt auch für die Höhe der Entgelte. Für das Jahr 2020 werden die **bundeseinheitlichen Zusatzentgelte** durch die Anlage 2 in Verbindung mit der Anlage 5 der FPV 2020 vorgegeben.

Daneben können für die in Anlage 4 in Verbindung mit Anlage 6 der FPV 2020 genannten Zusatzentgelte **krankenhausindividuelle Zusatzentgelte** nach § 6 Abs. 1 KHEntgG vereinbart werden. Diese Zusatzentgelte können zusätzlich zu den DRG-Fallpauschalen oder den Entgelten nach § 6 Abs. 1 KHEntgG abgerechnet werden.

Können für die Leistungen nach Anlage 4 bzw. 6 FPV 2020 auf Grund einer fehlenden Vereinbarung noch keine krankenhausindividuellen Zusatzentgelte abgerechnet werden, sind für jedes Zusatzentgelt **600,00 €** abzurechnen.

Wurden in der Budgetvereinbarung für das Jahr 2020 für Leistungen nach Anlage 4 bzw. 6 FPV 2020 keine krankenhausindividuellen Zusatzentgelte vereinbart, sind im Einzelfall auf der Grundlage von § 8 Abs. 1 S. 3 KHEntgG für jedes Zusatzentgelt **600,00 €** abzurechnen.

Das Krankenhaus berechnet folgende Zusatzentgelte:

____

____

____

4. Sonstige Entgelte für Leistungen gemäß § 7 FPV 2020

Für die Vergütung von Leistungen, die noch nicht von den DRG-Fallpauschalen und Zusatzentgelten sachgerecht vergütet werden, hat das Krankenhaus gemäß § 6 Abs. 1 KHEntgG mit den zuständigen Kostenträgern folgende fall- bzw. tagesbezogene krankenhausindividuelle Entgelte vereinbart:

- z.B. Leistungen nach Anlage 3a und 3b FPV 2020

____

____

____

- z.B. unbewertete teilstationäre Leistungen, die nicht in Anlage 3b aufgeführt sind

____

____

____

- z.B. Leistungen besonderer Einrichtungen nach § 17b Abs. 1 S. 10 KHG

____

____

____

Können für die Leistungen nach **Anlage 3a** FPV 2020 auf Grund einer fehlenden Vereinbarung noch keine krankenhausindividuellen Entgelte abgerechnet werden, sind für jeden Belegungstag **600,00 €** abzurechnen. Können für die Leistungen nach **Anlage 3b** FPV 2020 auf Grund einer fehlenden Vereinbarung noch keine krankenhausindividuellen Entgelte abgerechnet werden, sind für jeden Belegungstag **300,00 €** abzurechnen.

Wurden in der Budgetvereinbarung für das Jahr 2020 für Leistungen nach **Anlage 3a** FPV 2020 keine Entgelte vereinbart, sind im Einzelfall auf der Grundlage von § 8 Abs. 1 S. 3 KHEntgG für jeden Belegungstag **450,00 €** abzurechnen.

5. Zusatzentgelte für spezialisierte Leistungen gemäß § 7 Abs. 1 S. 1 Ziff. 3 KHEntgG

Für folgende Leistungen, die den Fallpauschalen und Zusatzentgelten aus den Entgeltkatalogen nach § 7 S. 1 Nr. 1 und 2 KHEntgG zwar zugeordnet, mit ihnen jedoch nicht sachgerecht vergütet werden, hat das Krankenhaus gemäß § 6 Abs. 2a KHEntgG folgende gesonderte Zusatzentgelte vereinbart:

Leistung	Zusatzentgelt
______________	______________
______________	______________
______________	______________

6. Zu- und Abschläge gemäß § 7 Abs. 1 S. 1 Ziff. 4 KHEntgG

Das Krankenhaus berechnet außerdem folgende Zu- und Abschläge:

- Zuschlag zur Finanzierung von Ausbildungskosten nach § 17a KHG je voll- und teilstationärem Fall

  in Höhe von ____ €

- Zuschlag zur Finanzierung von Ausbildungskosten nach § 33 PflBG je voll- und teilstationärem Fall

in Höhe von ____ €

Hinweis zur Bearbeitung für das Krankenhaus:

Der Ausbildungszuschlag nach § 33 PflBG kann auch als Teilbetrag des Ausbildungszuschlages nach § 17a KHG finanziert werden. Sollte dies der Fall sein, empfiehlt es sich, beim Ausbildungszuschlag nach § 17a KHG folgende Ergänzung vorzunehmen:

„... ggf. hiervon Teilbetrag des Zuschlags zur Finanzierung von Ausbildungskosten nach § 33 PflBG ...“

Die Ausweisung eines gesonderten Zuschlages nach § 33 PflBG würde dann entfallen.

- Zuschlag für die medizinisch notwendige Aufnahme von Begleitpersonen in Höhe von 45,00 € pro Tag

- Sicherstellungszuschlag gemäß § 5 Abs. 2 KHEntgG

____

- Zuschlag zur Sicherstellung einer zusätzlichen Finanzierung von Krankenhausstandorten in ländlichen Versorgungslagen gemäß § 5 Abs. 2a KHEntgG je abgerechneten voll- und teilstationären Fall

in Höhe von ____ €

- Zuschlag für Zentren/Schwerpunkte

____

- Abschlag wegen Nichtteilnahme an der Notfallversorgung nach § 9 Abs. 1a Nr. 5 KHEntgG in Höhe von ... € bzw. Zuschlag wegen Teilnahme an der Notfallversorgung nach § 9 Abs. 1a Nr. 5 KHEntgG in Höhe von ... € je vollstationärem Fall.

Hinweis zur Bearbeitung für das Krankenhaus:

Die Abrechnung eines Abschlages setzt die Feststellung der Nichtteilnahme an der Notfallversorgung in der Budgetverhandlung des Krankenhauses voraus.

- Zu- oder Abschlag für Erlösausgleiche gemäß § 5 Abs. 4 KHEntgG

  in Höhe von ____ %

  auf die abgerechnete Höhe der DRG-Fallpauschalen und die Zusatzentgelte sowie auf die sonstigen Entgelte nach § 6 Abs. 1 Satz 1 und Abs. 2a KHEntgG

- Zu- oder Abschlag bei Eingliederung von besonderen Einrichtungen in das DRG-Vergütungssystem gemäß § 4 Abs. 7 KHEntgG

  in Höhe von ____ %

  auf die abgerechnete Höhe der DRG-Fallpauschalen und die Zusatzentgelte sowie auf die sonstigen Entgelte nach § 6 Abs. 1 Satz 1 und Abs. 2a KHEntgG

- Fixkostendegressionsabschlag gemäß § 4 Abs. 2a KHEntgG

  in Höhe von ____ %

  auf alle mit dem Landesbasisfallwert vergüteten Leistungen.

- Zuschlag nach § 4 Abs. 8 KHEntgG zur Finanzierung der zusätzlichen Personalkosten bei der Neueinstellung oder Aufstockung vorhandener Stellen von ausgebildetem Pflegepersonal mit einer Berufserlaubnis nach § 1 Krankenpflegegesetz

  in Höhe von ____ %

  auf die abgerechnete Höhe der DRG-Fallpauschalen und die Zusatzentgelte gemäß § 7 Abs. 1 Satz 1 Nr. 1 und 2 KHEntgG sowie auf die sonstigen Entgelte nach § 6 Abs. 1 Satz 1 und Abs. 2a KHEntgG.

- Zuschlag für Maßnahmen zur Verbesserung der Vereinbarkeit von Pflege, Familie und Beruf nach § 4 Abs. 8a KHEntgG

  in Höhe von ____ %

  auf die abgerechnete Höhe der DRG-Fallpauschalen und die Zusatzentgelte nach § 7 Abs. 1 S. 1 Nr. 1 und 2 KHEntgG sowie auf die sonstigen Entgelte nach § 6 Abs. 1 S. 1 und Abs. 2a KHEntgG.

- Zuschlag zur finanziellen Förderung der personellen Ausstattung in der Krankenhaushygiene gemäß § 4 Abs. 9 KHEntgG

  in Höhe von ____ %

  auf die abgerechnete Höhe der DRG-Fallpauschalen und die Zusatzentgelte gemäß § 7 Abs. 1 Satz 1 Nr. 1 und 2 KHEntgG sowie auf die sonstigen Entgelte nach § 6 Abs. 1 Satz 1 und Abs. 2a KHEntgG.

- Zuschlag für die Finanzierung von Mehrkosten, die durch Mindestanforderungen an die Struktur- und Prozessqualität in Richtlinien des Gemeinsamen Bundesausschusses zur Qualitätssicherung entstehen nach § 5 Abs. 3c KHEntgG

  in Höhe von ____ €

- Zu- und Abschläge für die Beteiligung der Krankenhäuser an Maßnahmen zur Qualitätssicherung nach § 17b Abs. 1a Nr. 4 KHG

  ____
  ____
  ____

- Abschlag wegen Nichteinhaltung der Pflegepersonaluntergrenzen nach § 137i Abs. 5 SGB V i.V.m. § 8 Abs. 4 KHEntgG

  ____

- Abschlag wegen Nichteinhaltung der Untergrenze für den Pflegepersonalquotienten nach § 137j Abs. 2a SGB V

  ____

- Zuschlag für die Beteiligung ganzer Krankenhäuser oder wesentlicher Teile der Einrichtungen an einrichtungsübergreifenden Fehlermeldesystemen nach § 17b Abs. 1a Nr. 4 KHG je abgerechneten vollstationären Fall

  in Höhe von 0,20 €

- Zuschlag für klinische Sektionen nach § 5 Abs. 3b KHEntgG je voll- und teilstationären Fall

  in Höhe von ____ €

7. Entgelte für neue Untersuchungs- und Behandlungsmethoden gemäß § 7 Abs. 1 Ziff. 6 KHEntgG

Für die Vergütung von neuen Untersuchungs- und Behandlungsmethoden, die noch nicht mit den DRG-Fallpauschalen und bundeseinheitlich festgelegten Zusatzentgelten sachgerecht vergütet werden können und die nicht gemäß § 137c SGB V von der Finanzierung ausgeschlossen sind, rechnet das Krankenhaus gemäß § 6 Abs. 2 KHEntgG folgende zeitlich befristete fallbezogene Entgelte oder Zusatzentgelte ab:

____

____

____

____

8. Tagesbezogene Pflegeentgelte zur Abzahlung des Pflegebudgets nach § 7 Abs. 1 Ziff. 6a KHEntgG

Das Krankenhaus vereinbart mit den Krankenkassen ein Pflegebudget zur Finanzierung der Pflegepersonalkosten, die dem Krankenhaus entstehen. Die Abzahlung des Pflegebudgets erfolgt nach § 6a Abs. 4 KHEntgG über einen krankenhausindividuellen Pflegeentgeltwert, welcher berechnet wird, indem das vereinbarte Pflegebudget dividiert wird durch die nach dem Pflegeerlöskatalog nach § 17b Abs. 4 S. 5 KHG ermittelte voraussichtliche Summe der Bewertungsrelationen für das Vereinbarungsjahr.

____

Hinweis zur Bearbeitung für das Krankenhaus:

Kann der krankenhausindividuelle Pflegeentgeltwert nach § 6a Absatz 4 KHEntgG aufgrund einer fehlenden Vereinbarung des Pflegebudgets für das Jahr 2020 noch nicht berechnet werden, sind gemäß § 15 Abs. 2a S. 1 und 2 KHEntgG (i.d.F.d. MDK-RefG) für die Abrechnung der tagesbezogenen Pflegeentgelte nach § 7 Abs. 1 S. 1 Nr. 6a KHEntgG die Bewertungsrelationen aus dem Pflegeerlöskatalog nach § 17b Abs. 4 S. 5 KHG mit 146,55 € zu multiplizieren. Für krankenhausindividuelle voll- und teilstationäre Entgelte gemäß § 6 KHEntgG, für die in dem Pflegeerlöskatalog Bewertungsrelationen ausgewiesen sind, ist bis zum Wirksamwerden der Vereinbarung des Pflegebudgets für das Jahr 2020 abweichend von § 15 Abs. 2 S. 3 KHEntgG die bisher geltende Entgelthöhe abzurechnen, die um die Höhe der nach Satz 1 ermittelten tagesbezogenen Pflegeentgelte zu mindern ist.

9. Zuschläge zur Finanzierung von Selbstverwaltungsaufgaben

- DRG-Systemzuschlag nach § 17b Abs. 5 KHG für jeden abzurechnenden voll- und teilstationären Krankenhausfall

  in Höhe von ____ €

- Zuschlag für die Finanzierung des Instituts für Qualität und Wirtschaftlichkeit im Gesundheitswesen nach § 139a i.V.m. § 139c SGB V und für die Finanzierung des Gemeinsamen Bundesausschusses nach § 91 i.V.m. § 139c SGB V bzw. des Instituts für Qualität und Transparenz im Gesundheitswesen nach § 137a Abs. 8 i.V.m. § 139c SGB V für jeden abzurechnenden voll- und teilstationären Krankenhausfall

  in Höhe von ____ €

10. Telematikzuschlag nach § 291a Abs. 7a S. 1 SGB V

- Zuschlag für die Finanzierung der den Krankenhäusern entstehenden Investitions- und Betriebskosten der erforderlichen erstmaligen Ausstattungskosten in der Festlegungs-, Erprobungs- und Einführungsphase der elektronischen Gesundheitskarte (Telematikzuschlag) nach § 291a Abs. 7a S. 1 SGB V für jeden abzurechnenden voll- und teilstationären Krankenhausfall

  in Höhe von ____ €

11. Entgelte für vor- und nachstationäre Behandlungen gemäß § 115a SGB V

Gemäß § 115a SGB V berechnet das Krankenhaus für vor- und nachstationäre Behandlungen folgende Entgelte, soweit diese nicht bereits mit der Fallpauschale abgegolten sind:

a. vorstationäre Behandlung

____

____

____

b. nachstationäre Behandlung

____

____

____

c. Leistungen mit medizinisch-technischen Großgeräten

- Computer-Tomographie-Geräte (CT): ____________
- Magnet-Resonanz-Geräte (MR): ____________
- Linksherzkatheter-Messplätze (LHM): ____________
- Hochvolttherapie-Geräte: ____________
- Positronen-Emissions-Tomographie-Geräte (PET): ____________

Gemäß § 8 Abs. 2 S. 3 Nr. 3 KHEntgG ist eine **vorstationäre Behandlung** neben einer Fallpauschale (DRG) nicht gesondert abrechenbar. Eine **nachstationäre Behandlung** kann zusätzlich zur Fallpauschale (DRG) berechnet werden, soweit die Summe aus den stationären Belegungstagen und den vor- und nachstationären Behandlungstagen die Grenzverweildauer der Fallpauschale (DRG) übersteigt.

12. Entgelte für sonstige Leistungen

1. Für Leistungen im Zusammenhang mit dem stationären Aufenthalt aus Anlass einer Begutachtung berechnen das Krankenhaus sowie der liquidationsberechtigte Arzt ein Entgelt nach Aufwand.

2. Für die Vornahme der Leichenschau und die Ausstellung einer Todesbescheinigung berechnet das Krankenhaus ____ €.

3. …

13. Zuzahlungen

Zuzahlungspflicht der gesetzlich versicherten Patienten

Als Eigenbeteiligung zieht das Krankenhaus vom gesetzlich versicherten Patienten von Beginn der vollstationären Krankenhausbehandlung an – innerhalb eines Kalenderjahres für höchstens 28 Tage – eine Zuzahlung ein (§ 39 Abs. 4 SGB V). Der Zuzahlungsbetrag beträgt zurzeit € 10,- je Kalendertag (§ 61 S. 2 SGB V). Dieser Betrag wird vom Krankenhaus nach § 43c Abs. 3 SGB V **im Auftrag der gesetzlichen Krankenkassen** beim Patienten eingefordert.

14. Wiederaufnahme und Rückverlegung

Im Falle der Wiederaufnahme in dasselbe Krankenhaus gemäß § 2 FPV 2020 oder der Rückverlegung gemäß § 3 Abs. 3 FPV 2020 werden die Falldaten der Krankenhausaufenthalte nach Maßgabe des § 2 Abs. 4 FPV 2020 zusammengefasst und abgerechnet.

15. Belegärzte, Beleghebammen, -entbindungspfleger

Mit den Entgelten nach Nr. 1 – 11 sind nicht abgegolten:

1. die ärztlichen Leistungen von Belegärzten in Belegkrankenhäusern und Belegabteilungen sowie die von ihnen veranlassten Leistungen von Ärzten und ärztlich geleiteten Einrichtungen außerhalb des Krankenhauses;
2. die Leistungen von Beleghebammen bzw. Entbindungspflegern.

Diese Leistungen werden von dem Belegarzt bzw. der Hebamme / dem Entbindungspfleger gesondert berechnet.

16. Entgelte für Wahlleistungen

Die außerhalb der allgemeinen Krankenhausleistungen in Anspruch genommenen Wahlleistungen werden gesondert berechnet. Einzelheiten der Berechnung lassen sich der jeweiligen Wahlleistungsvereinbarung und der Patienteninformation über die Entgelte der wahlärztlichen Leistungen entnehmen.

Inkrafttreten

Dieser DRG-Entgelttarif tritt am ____________ in Kraft. Gleichzeitig wird der DRG-Entgelttarif / Pflegekostentarif vom ____________ aufgehoben.

Sehr geehrte Patientin, sehr geehrter Patient,

sollten Sie zu Einzelheiten noch ergänzende Fragen haben, stehen Ihnen folgende Mitarbeiter unseres Krankenhauses hierfür gerne zur Verfügung:

____

Gleichzeitig können Sie dort auch jederzeit Einsicht in das DRG-Klassifikationssystem mit den zugehörigen Kostengewichten sowie die zugehörigen Abrechnungsregeln nehmen.

Insgesamt kann die Vergütung der allgemeinen Krankenhausleistungen und der Wahlleistungen eine nicht unerhebliche finanzielle Belastung bedeuten. Dies gilt insbesondere für Selbstzahler. Prüfen Sie bitte, ob Sie in vollem Umfang für eine Krankenhausbehandlung versichert sind.

Anlage 2

PEPP-Entgelttarif 2020 für Krankenhäuser im Anwendungsbereich der BPflV und Unterrichtung des Patienten gemäß § 8 Abs. 5 BPflV[104]

Das/die ______________________________ Krankenhaus/Krankenhäuser

des/der ______________________________ (Krankenhausträger)

berechnet/n ab dem __________ folgende Entgelte:

Die Entgelte für die allgemeinen vollstationären, stationsäquivalenten und teilstationären Leistungen des Krankenhauses richten sich nach den gesetzlichen Vorgaben des KHG sowie der BPflV in der jeweils gültigen Fassung. Danach werden allgemeine Krankenhausleistungen überwiegend über mit Bewertungsrelationen bewertete pauschalierende Entgelte für Psychiatrie und Psychosomatik (PEPP) anhand des PEPP-Entgeltkataloges abgerechnet.

1. Pauschalierende Entgelte für Psychiatrie und Psychosomatik (PEPP) gemäß § 7 S. 1 Nr. 1 BPflV i.V.m. § 1 Absatz 1 PEPPV 2020

Jedem PEPP ist mindestens eine tagesbezogene Bewertungsrelation hinterlegt, deren Höhe sich aus den unterschiedlichen Vergütungsklassen des PEPP-Entgeltkataloges ergibt. Die Bewertungsrelationen können im Rahmen der Systempflege jährlich variieren. Die für die Berechnung des PEPP jeweils maßgebliche Vergütungsklasse ergibt sich aus der jeweiligen Verweildauer des Patienten im Krankenhaus. Der Bewertungsrelation ist ein in Euro ausgedrückter Basisentgeltwert (festgesetzter Wert einer Bezugsleistung) zugeordnet. Der derzeit gültige Basisentgeltwert liegt bei _____ € und unterliegt ebenfalls jährlichen Veränderungen.

Die Entgelthöhe je Tag wird ermittelt, indem die im Entgeltkatalog ausgewiesene maßgebliche Bewertungsrelation nach Anlage 1a oder Anlage 2a bzw. Anlage 5 der PEPPV 2020 jeweils mit dem Basisentgeltwert multipliziert und das Ergebnis kaufmännisch auf zwei Nachkommastellen gerundet wird. Für die Rechnungsstellung wird die Anzahl der Berechnungstage je Entgelt addiert und mit dem ermittelten Entgeltbetrag multipliziert. Berechnungstage sind der Aufnahmetag sowie jeder weitere Tag des Krankenhausaufenthalts inklusive des Verlegungs- oder Entlassungstages aus dem Krankenhaus; wird ein Patient am gleichen Tag aufgenommen und verlegt oder entlassen, gilt dieser Tag als Aufnahmetag und zählt als ein Berechnungstag.

Anlage 1a			PEPP-Version 2020
	PEPP-Entgeltkatalog **Bewertungsrelationen bei vollstationärer Versorgung**		
PEPP	**Bezeichnung**	**Anzahl Berechnungstage / Vergütungsklasse**	**Bewertungsrelation je Tag**
1	2	3	4
PA04A	Affektive, neurotische, Belastungs-, somatoforme und Schlafstörungen, Alter > 84 Jahre oder mit komplizierender Diagnose und Alter > 64 Jahre oder mit komplizierender Konstellation oder mit hoher Therapieintensität	1	1,4906
		2	1,3174
		3	1,3008
		4	1,2835
		5	1,2662
		6	1,2488
		7	1,2315
		8	1,2142
		9	1,1969
		10	1,1796
		11	1,1623
		12	1,1449
		13	1,1276
		14	1,1103
		15	1,0930
		16	1,0757
		17	1,0584
		18	1,0410

PEPP-Entgeltkatalog Stand: 14.10.2019

Anhand des nachfolgenden Beispiels bemisst sich die konkrete Entgelthöhe für die **PEPP PA04A** bei einem **hypothetischen Basisentgeltwert von 250,00 €** und einer **Verweildauer von 12 Berechnungstagen** wie folgt:

PEPP	Bezeichnung	Bewertungs-relation	Basis-entgeltwert	Entgelthöhe
PA04A	Affektive, neurotische, Belastungs-, somatoforme und Schlafstörungen, Alter > 84 Jahre oder mit komplizierender Diagnose und Alter > 64 Jahre oder mit komplizierender Konstellation oder mit hoher Therapieintensität	1,1449	250,00 €	12 x 286,23 **= 3.434,76 €**

Bei einer **Verweildauer von z.B. 29 Berechnungstagen** ist die tatsächliche Verweildauer länger als die letzte im Katalog ausgewiesene Vergütungsklasse. Damit ist für die Abrechnung die Bewertungsrelation der letzten Vergütungsklasse heranzuziehen.

Dies würde zu folgendem Entgelt führen:

PEPP	Bezeichnung	Bewertungs-relation	Basis-entgeltwert	Entgelt
PA04A	Affektive, neurotische, Belastungs-, somatoforme und Schlafstörungen, Alter > 84 Jahre oder mit komplizierender Diagnose und Alter > 64 Jahre oder mit komplizierender Konstellation oder mit hoher Therapieintensität	1,0410	250,00	29 x 260,25 **= 7.547,25 €**

Welche PEPP bei Ihrem Krankheitsbild letztlich für die Abrechnung heranzuziehen ist, lässt sich nicht vorhersagen. Hierfür kommt es insbesondere darauf an, welche Diagnose(n) am Ende des stationären Aufenthaltes gestellt und welche diagnostischen beziehungsweise therapeutischen Leistungen im Fortgang des Behandlungsgeschehens konkret erbracht werden. Für das Jahr 2020 werden die mit Bewertungsrelationen bewerteten Entgelte durch die Anlagen 1a und 2a bzw. die Anlage 5 der PEPP-Vereinbarung 2020 (PEPPV 2020) vorgegeben.

2. Ergänzende Tagesentgelte gemäß § 6 PEPPV 2020

Zusätzlich zu den mit Bewertungsrelationen bewerteten Entgelten nach den Anlagen 1a und 2a PEPPV 2020 oder zu den Entgelten nach § 6 Absatz 1 BPflV können bundeseinheitliche ergänzende Tagesentgelte nach der Anlage 5 PEPPV 2020 abgerechnet werden.

Die ergänzenden Tagesentgelte sind, wie die PEPP, mit Bewertungsrelationen hinterlegt:

Anlage 5 — **PEPP-Version 2020**

PEPP-Entgeltkatalog
Katalog ergänzender Tagesentgelte

ET	Bezeichnung	ET_D	OPS Version 2020		Bewertungs-relation je Tag
			OPS-Kode	OPS-Text	
1	2	3	4	5	6
ET01	Erhöhter Betreuungsaufwand bei psychischen und psychosomatischen Störungen und Verhaltensstörungen bei Erwachsenen			Erhöhter Betreuungsaufwand bei psychischen und psychosomatischen Störungen und Verhaltensstörungen bei Erwachsenen: 1:1-Betreuung	
		ET01.04	9-640.06	Mehr als 6 bis zu 12 Stunden pro Tag	1,2307
		ET01.05	9-640.07	Mehr als 12 bis zu 18 Stunden pro Tag	1,9921
		ET01.06	9-640.08	Mehr als 18 Stunden pro Tag	2,9850
ET02 [1]	Intensivbehandlung bei psychischen und psychosomatischen Störungen und Verhaltensstörungen bei erwachsenen Patienten mit mindestens 3 Merkmalen	ET02.03	9-619	Intensivbehandlung bei psychischen und psychosomatischen Störungen und Verhaltensstörungen bei erwachsenen Patienten mit 3 Merkmalen	0,1779
		ET02.04	9-61a	Intensivbehandlung bei psychischen und psychosomatischen Störungen und Verhaltensstörungen bei erwachsenen Patienten mit 4 Merkmalen	0,2093
		ET02.05	9-61b	Intensivbehandlung bei psychischen und psychosomatischen Störungen und Verhaltensstörungen bei erwachsenen Patienten mit 5 oder mehr Merkmalen	0,2430
ET04	Intensive Betreuung in einer Kleinstgruppe bei psychischen und/oder psychosomatischen Störungen und/oder Verhaltensstörungen bei Kindern oder Jugendlichen			Intensive Betreuung in einer Kleinstgruppe bei psychischen und/oder psychosomatischen Störungen und/oder Verhaltensstörungen bei Kindern oder Jugendlichen	
		ET04.01	9-693.03	Mehr als 8 bis zu 12 Stunden pro Tag	0,6347
		ET04.02	9-693.04	Mehr als 12 bis zu 18 Stunden pro Tag	0,7560
		ET04.03	9-693.05	Mehr als 18 Stunden pro Tag	1,2154
ET05	Einzelbetreuung bei psychischen und/oder psychosomatischen Störungen und/oder Verhaltensstörungen bei Kindern oder Jugendlichen			Einzelbetreuung bei psychischen und/oder psychosomatischen Störungen und/oder Verhaltensstörungen bei Kindern oder Jugendlichen	
		ET05.01	9-693.13	Mehr als 8 bis zu 12 Stunden pro Tag	1,5439
		ET05.02	9-693.14	Mehr als 12 bis zu 18 Stunden pro Tag	2,1385
		ET05.03	9-693.15	Mehr als 18 Stunden pro Tag	3,4056

[1] Abrechenbar ist jeder Tag mit Gültigkeit eines OPS-Kodes gem. Spalte 4, an dem der Patient stationär behandelt wird. Vollständige Tage der Abwesenheit während der Gültigkeitsdauer eines OPS-Kodes gem. Spalte 4 sind nicht abrechenbar.

PEPP-Entgeltkatalog Stand: 14.10.2019

Die Entgelthöhe je Tag wird ermittelt, indem die im Entgeltkatalog ausgewiesene maßgebliche Bewertungsrelation nach Anlage 5 PEPPV 2020 jeweils mit dem Basisentgeltwert multipliziert und das Ergebnis kaufmännisch auf zwei Nachkommastellen gerundet wird. Für die Rechnungsstellung wird die Anzahl der Berechnungstage je Entgelt addiert und mit dem ermittelten Entgeltbetrag multipliziert.

3. Zusatzentgelte nach den Zusatzentgeltekatalogen gemäß § 5 PEPPV 2020

Gemäß § 17d Abs. 2 KHG können, soweit dies zur Ergänzung der Entgelte in eng begrenzten Ausnahmefällen erforderlich ist, die Vertragsparteien auf Bundesebene Zusatzentgelte und deren Höhe vereinbaren. Für das Jahr 2020 werden die **bundeseinheitlichen Zusatzentgelte** nach § 5 Abs. 1 PEPPV 2020 in Verbindung mit der **Anlage 3** PEPPV 2020 vorgegeben. Daneben können nach § 5 Abs. 2 PEPPV 2020 für die in **Anlage 4** PEPPV 2020 benannten, mit dem bundeseinheitlichen Zusatzentgelte-Katalog nicht bewerteten Leistungen **krankenhausindividuelle Zusatzentgelte** nach § 6 Abs. 1 BPflV vereinbart werden.

Zusatzentgelte können zusätzlich zu den mit Bewertungsrelationen bewerteten Entgelten nach den Anlagen 1a und 2a und 6a oder den Entgelten nach den Anlagen 1b, 2b und 6b PEPPV 2020 oder zu den Entgelten nach § 6 Absatz 1 BPflV abgerechnet werden.

Können für die Leistungen nach **Anlage 4** auf Grund einer fehlenden Vereinbarung für den Vereinbarungszeitraum 2020 noch keine krankenhausindividuellen Zusatzentgelte abgerechnet werden, sind für jedes Zusatzentgelt **600 Euro** abzurechnen.

Wurden für Leistungen nach **Anlage 4** im Jahr 2020 keine Zusatzentgelte vereinbart, sind im Einzelfall auf der Grundlage von § 8 Absatz 1 Satz 3 der Bundespflegesatzverordnung für jedes Zusatzentgelt **600 Euro** abzurechnen.

Das Krankenhaus berechnet folgende Zusatzentgelte:

____

____

____

4. Sonstige Entgelte für Leistungen gemäß § 8 PEPPV 2020

Für Leistungen, die mit den bewerteten Entgelten noch nicht sachgerecht vergütet werden können, haben die Vertragsparteien grundsätzlich die Möglichkeit, sonstige Entgelte nach § 6 Abs. 1 Satz 1 BPflV zu vereinbaren. Die krankenhausindividuell zu vereinbarenden Entgelte ergeben sich für den Vereinbarungszeitraum 2020 aus den Anlagen 1b, 2b und 6b PEPPV 2020.

Können für die Leistungen nach **Anlage 1b** PEPPV 2020 auf Grund einer fehlenden Vereinbarung für den Vereinbarungszeitraum 2020 noch keine krankenhausindividuellen Entgelte abgerechnet werden, sind für jeden vollstationären Berechnungstag **250 Euro** abzurechnen. Können für die Leistungen nach **Anlage 2b** PEPPV 2020 auf Grund einer fehlenden Vereinbarung für den Vereinbarungszeitraum 2020 noch keine krankenhausindividuellen Entgelte abgerechnet werden, sind für jeden teilstationären Berechnungstag **190 Euro** abzurechnen. Können für die Leistungen nach **Anlage 6b** auf Grund einer fehlenden Vereinbarung für den Vereinbarungszeitraum 2020 noch keine krankenhausindividuellen Entgelte abgerechnet werden, sind für jeden stationsäquivalenten Berechnungstag **200 Euro** abzurechnen.

Wurden für Leistungen nach den **Anlagen 1b und 2b** PEPPV 2020 im Jahr 2020 keine Entgelte vereinbart, sind im Einzelfall auf der Grundlage von § 8 Absatz 1 Satz 3 der Bundespflegesatzverordnung für jeden vollstationären Berechnungstag **250 Euro** und für jeden teilstationären Berechnungstag **190 Euro** abzurechnen.

Das Krankenhaus berechnet folgende sonstige Entgelte:

____

____

____

5. Zu- und Abschläge gemäß § 7 BPflV

Zu- und Abschläge für die Beteiligung der Krankenhäuser an Maßnahmen zur Qualitätssicherung nach § 17d Abs. 2 S. 4 i.V.m. § 17b Abs. 1a Nr. 4 KHG

____

____

____

Zuschläge zur Finanzierung von Selbstverwaltungsaufgaben und besondere Tatbestände

- DRG-Systemzuschlag nach § 17b Abs. 5 KHG für jeden abzurechnenden voll- und teilstationären Krankenhausfall

  in Höhe von ____ €

- Zuschlag für die Finanzierung des Gemeinsamen Bundesausschusses nach § 91 i.V.m. § 139c SGB V und für die Finanzierung des Instituts für Qualität und Wirtschaftlichkeit nach § 139a i.V.m. § 139c SGB V bzw. des Instituts für Qualität und Transparenz im Gesundheitswesen nach § 137a Abs. 8 i.V.m. § 139c SGB V für jeden abzurechnenden Krankenhausfall

  in Höhe von ____ €

- Zuschlag für die Finanzierung der den Krankenhäusern entstehenden Investitions- und Betriebskosten der erforderlichen erstmaligen Ausstattungskosten in der Festlegungs-, Erprobungs- und Einführungsphase der elektronischen Gesundheitskarte (Telematikzuschlag) nach § 291a Abs. 7a S. 1 SGB V für jeden abzurechnenden voll- und teilstationären Krankenhausfall

  in Höhe von ____ €

- Zuschlag für Ausbildungskosten nach § 17a Abs. 6 KHG je voll- und teilstationärem Fall

  in Höhe von ____ €

- Zuschlag zur Finanzierung von Ausbildungskosten nach § 33 PflBG je voll- und teilstationärem Fall

  in Höhe von ____ €

Hinweis zur Bearbeitung für das Krankenhaus:

Der Ausbildungszuschlag nach § 33 PflBG kann auch als Teilbetrag des Ausbildungszuschlages nach § 17a KHG finanziert werden. Sollte dies der Fall sein, empfiehlt es sich, beim Ausbildungszuschlag nach § 17a KHG folgende Ergänzung vorzunehmen:

„... ggf. hiervon Teilbetrag des Zuschlags zur Finanzierung von Ausbildungskosten nach § 33 PflBG ...“

Die Ausweisung eines gesonderten Zuschlages nach § 33 PflBG würde dann entfallen.

- Zuschlag für die Finanzierung von Mehrkosten, die durch Mindestanforderungen an die Struktur- und Prozessqualität in Richtlinien des Gemeinsamen Bundesausschusses zur Qualitätssicherung entstehen nach § 5 Abs. 3c KHEntgG

  in Höhe von ____ €

- Zuschlag für die medizinisch notwendige Aufnahme von Begleitpersonen in Höhe von ____ € pro Tag

- Zuschlag für die Beteiligung ganzer Krankenhäuser oder wesentlicher Teile der Einrichtungen an einrichtungsübergreifenden Fehlermeldesystemen nach § 17b Abs. 1a Nr. 4 KHG je abgerechneten vollstationärem Fall

in Höhe von 0,20 €

6. Entgelte für neue Untersuchungs- und Behandlungsmethoden gemäß § 6 Abs. 4 BPflV

Für die Vergütung von neuen Untersuchungs- und Behandlungsmethoden, die mit den nach § 17d KHG auf Bundesebene bewerteten Entgelten noch nicht sachgerecht vergütet werden können und die nicht gemäß § 137c SGB V von der Finanzierung ausgeschlossen sind, rechnet das Krankenhaus gemäß § 6 Abs. 4 BPflV folgende zeitlich befristete fallbezogene Entgelte oder Zusatzentgelte ab:

____
____
____
____

7. Entgelte für regionale oder strukturelle Besonderheiten gemäß § 6 Abs. 2 BPflV

Für regionale oder strukturelle Besonderheiten in der Leistungserbringung, die nicht bereits sachgerecht vergütet werden, rechnet das Krankenhaus gemäß § 6 Abs. 2 BPflV folgende tages-, fall- oder zeitraumbezogene Entgelte oder Zusatzentgelte ab:

____
____
____
____

8. Entgelte für vor- und nachstationäre Behandlungen gemäß § 115a SGB V

Gemäß § 115a SGB V berechnet das Krankenhaus für vor- und nachstationäre Behandlungen folgende Entgelte:

a) vorstationäre Behandlung	
- Psychiatrie und Psychotherapie	____ €
- Kinder- und Jugendpsychiatrie und -psychotherapie	____ €
- Psychosomatik	____ €
- Psychotherapeutische Medizin	____ €
b) nachstationäre Behandlung	
- Psychiatrie und Psychotherapie	____ €
- Kinder- und Jugendpsychiatrie und -psychotherapie	____ €
- Psychosomatik	____ €
- Psychotherapeutische Medizin	____ €
c) Leistungen mit medizinisch-technischen Großgeräten	
- ________________________________	
- ________________________________	
- ________________________________	
- ________________________________	
- ________________________________	

9. Entgelte für sonstige Leistungen

1. Für Leistungen im Zusammenhang mit dem stationären Aufenthalt aus Anlass einer Begutachtung berechnen das Krankenhaus sowie der liquidationsberechtigte Arzt ein Entgelt nach Aufwand.

2. Für die Vornahme der Leichenschau und die Ausstellung einer Todesbescheinigung berechnet das Krankenhaus ____ €.

3. ...

10. Zuzahlungen

Zuzahlungspflicht der gesetzlich versicherten Patienten

Als Eigenbeteiligung zieht das Krankenhaus vom gesetzlich versicherten Patienten von Beginn der vollstationären Krankenhausbehandlung an – innerhalb eines Kalenderjahres für höchstens 28 Tage – eine Zuzahlung ein (§ 39 Abs. 4 SGB V). Der Zuzahlungsbetrag beträgt zurzeit € 10,- je Kalendertag (§ 61 S. 2 SGB V). Dieser Betrag wird vom Krankenhaus nach § 43c Abs. 3 SGB V **im Auftrag der gesetzlichen Krankenkassen** beim Patienten eingefordert.

11. Wiederaufnahme und Rückverlegung

Im Falle der Wiederaufnahme in dassselbe Krankenhaus gemäß § 2 Abs. 1 und 2 PEPPV 2020 oder der Rückverlegung gemäß § 3 Abs. 2 PEPPV 2020 hat das Krankenhaus eine Zusammenfassung der Aufenthaltsdaten zu einem Fall und eine Neueinstufung in ein Entgelt vorzunehmen, wenn eine Patientin oder ein Patient innerhalb von 14 Kalendertagen, bemessen nach der Zahl der Kalendertage ab dem Entlassungstag der vorangegangenen Behandlung, wieder aufgenommen wird und in dieselbe Strukturkategorie einzustufen ist. Das Kriterium der Einstufung in dieselbe Strukturkategorie findet keine Anwendung, wenn Fälle aus unterschiedlichen Jahren zusammenzufassen sind. Eine Zusammenfassung und Neueinstufung ist nur vorzunehmen, wenn eine Patientin oder ein Patient innerhalb von 90 Kalendertagen ab dem Aufnahmedatum des ersten unter diese Vorschrift der Zusammenfassung fallenden Krankenhausaufenthalts wieder aufgenommen wird.

Für Fallzusammenfassungen sind zur Ermittlung der Berechnungstage der Aufnahmetag sowie jeder weitere Tag des Krankenhausaufenthalts zusammenzurechnen; hierbei sind die Verlegungs- oder Entlassungstage aller zusammenzuführenden Aufenthalte mit in die Berechnung einzubeziehen.

12. Belegärzte

Die ärztlichen Leistungen von Belegärzten in Belegkrankenhäusern und Belegabteilungen sowie die von ihnen veranlassten Leistungen von Ärzten und ärztlich geleiteten Einrichtungen außerhalb des Krankenhauses sind mit den Entgelten nach den Nrn. 1 – 11 nicht abgegolten, sondern werden von dem Belegarzt gesondert berechnet.

13. Entgelte für Wahlleistungen

Die außerhalb der allgemeinen Krankenhausleistungen in Anspruch genommenen Wahlleistungen werden gesondert berechnet. Einzelheiten der Berechnung lassen sich der jeweiligen Wahlleistungsvereinbarung und der Patienteninformation über die Entgelte der wahlärztlichen Leistungen entnehmen.

Inkrafttreten

Dieser PEPP-Entgelttarif tritt am ____________________ in Kraft.

Sehr geehrte Patientin, sehr geehrter Patient,

sollten Sie zu Einzelheiten noch ergänzende Fragen haben, stehen Ihnen folgende Mitarbeiter unseres Krankenhauses hierfür gerne zur Verfügung:

____

Gleichzeitig können Sie dort auch jederzeit Einsicht in den PEPP-Entgeltkatalog mit den zugehörigen Bewertungsrelationen sowie die zugehörigen Abrechnungsregeln nehmen.

Insgesamt kann die Vergütung der allgemeinen Krankenhausleistungen und der Wahlleistungen eine nicht unerhebliche finanzielle Belastung bedeuten. Dies gilt insbesondere für Selbstzahler. Prüfen Sie bitte, ob Sie in vollem Umfang für eine Krankenhausbehandlung versichert sind.

Anlage 3

Alternative 1[105]

Datenübermittlung zwischen Hausärzten und Krankenhäusern[106]

Optionales Muster!

Der Gesetzgeber verlangt die Schriftform für die Einwilligung in die Datenübermittlung zwischen Hausarzt und Krankenhaus nicht mehr! Das heißt: Es muss kein Formular ausgedruckt und vom Patienten unterschrieben werden! Die ausdrückliche, z.B. mündliche, Einwilligung des Patienten genügt! Nur sofern klinikintern vorgegeben/gewünscht, kann eine Unterschrift des Patienten eingeholt werden.

Nur für diesen Fall kann nachfolgendes Muster verwendet werden!

Nur vom gesetzlich krankenversicherten Patienten auszufüllen!

[Briefkopf Krankenhausträger]

Einwilligung in Datenübermittlung zwischen Hausarzt und Krankenhaus[107]
(Einverständniserklärung gem. Art. 6 Abs. 1a, Art. 9 Abs. 2a, h, Abs. 3, Abs. 4 DS-GVO / § 6 Ziff. 2, § 13 Abs. 2 Ziff. 1, 8, Abs. 3 DSG-EKD / § 6 Abs. 1b, § 11 Abs. 2a, h KDG[108] **i.V.m. § 73 Abs. 1b SGB V)**

Ich, ______________________ [*Vorname, Name des Patienten*],
geboren am: ______________________ [*Geburtsdatum*],
wohnhaft in: ______________________ [*Anschrift*]

bin damit einverstanden, dass das Krankenhaus die mich betreffenden Behandlungsdaten und Befunde an meinen **Hausarzt** zum Zwecke der Dokumentation und Weiterbehandlung übermittelt. Die Übermittlung der Behandlungsdaten und Befunde dient der Erstellung und Vervollständigung einer zentralen Dokumentation bei meinem Hausarzt.

Ja [ ] Nein [ ][109]

Ferner bin ich damit einverstanden, dass das Krankenhaus die bei meinem **Hausarzt** vorliegenden Behandlungsdaten und Befunde, soweit diese für meine Krankenhausbehandlung erforderlich sind, anfordern kann. Diese Anforderung ermöglicht es dem Krankenhaus, die für eine aktuelle Behandlung erforderlichen Angaben aus der zentralen Dokumentation des Hausarztes zu erhalten. Das Krankenhaus wird die Daten jeweils nur zu dem Zweck verarbeiten, zu dem sie übermittelt worden sind.

Ja [ ] Nein [ ][110]

Mein **Hausarzt** ist:

___

(Name und Anschrift des **Hausarztes**)

Ihre Einwilligung ist freiwillig.

Sie haben jederzeit die Möglichkeit, Ihre Einwilligung ohne Angabe von Gründen zu widerrufen. Im Falle des Widerrufs findet keine weitere Datenübermittlung zwischen Hausarzt und Krankenhaus statt. Diese Widerrufserklärung richten Sie an den Krankenhausträger. Ihr Widerruf gilt allerdings erst ab dem Zeitpunkt, zu dem dieser dem Krankenhausträger zugeht. Er hat keine Rückwirkung. Die Verarbeitung Ihrer Daten bis zu diesem Zeitpunkt bleibt rechtmäßig.

___	___
(Ort und Datum)	(Unterschrift des Patienten)

Anlage 3

Alternative 2[111]

Datenübermittlungen zwischen Krankenhäusern und Hausärzten/ sonstigen[112] Vor-/Nach-/Weiterbehandlern[113]

Optionales Muster!

Der Gesetzgeber verlangt nicht die Schriftform für die Einwilligung in die Datenübermittlung zwischen Krankenhäusern und Hausärzten sowie sonstigen Behandlern! Das heißt: Es muss kein Formular ausgedruckt und vom Patienten unterschrieben werden! Die ausdrückliche, z.B. mündliche, Einwilligung des Patienten genügt! Nur sofern klinikintern vorgegeben/ gewünscht, kann eine Unterschrift des Patienten eingeholt werden.

Nur für diesen Fall kann nachfolgendes Muster verwendet werden!

Verwendbar für gesetzlich und privat krankenversicherte Patienten

[Briefkopf Krankenhausträger]

Einwilligung in Datenübermittlungen zwischen Krankenhaus und Hausärzten / sonstigen Vor-/Nach-/Weiterbehandlern
(Einwilligungserklärung gem. Art. 6 Abs. 1a, Art. 9 Abs. 2a DS-GVO / § 6 Ziff. 2, § 13 Abs. 2 Ziff. 1 DSG-EKD / § 6 Abs. 1b, § 11 Abs. 2a KDG[114])

Name: ______________________________ [*Vorname, Name des Patienten*],
geboren am: ______________________________ [*Geburtsdatum*],
wohnhaft in: ______________________________ [*Anschrift*]

1. Datenübermittlungen des Krankenhauses an Hausärzte / sonstige Ärzte / Behandler:

Ich bin damit einverstanden, dass das Krankenhaus die mich betreffenden Behandlungsdaten und Befunde an meinen Hausarzt / sonstigen Vor-/Nach-/Weiterbehandler zum Zwecke der Dokumentation und/oder Weiterbehandlung übermittelt. Dabei dient insbesondere die Übermittlung an den **Hausarzt** der Erstellung und Vervollständigung einer von diesem durchzuführenden zentralen Dokumentation sowie ggf. zur weiteren Behandlung. Meine Einwilligung gilt unabhängig davon, ob meine Weiterbehandlung direkt im Anschluss an diesen Krankenhausaufenthalt von meinem Hausarzt / sonstigen Arzt/ Behandler übernommen wird.

Es können mehrere Ärzte angegeben werden.

____
(Name und Anschrift des Arztes / der Ärzte, sofern bekannt)

____
(Name und Anschrift des Arztes / der Ärzte, sofern bekannt)

– Optional –[115]

2. Anforderung von Daten von Hausärzten / sonstigen Ärzten / Behandlern:

Ich bin damit einverstanden, dass das Krankenhaus die bei meinem Hausarzt bzw. sonstigen Vorbehandler/Behandler vorliegenden Behandlungsdaten und Befunde, soweit diese für meine Krankenhausbehandlung erforderlich sind, anfordern kann. Das Krankenhaus wird die Daten jeweils nur zu den Zwecken verarbeiten, zu denen sie übermittelt worden sind.

____
(Name und Anschrift des Arztes / der Ärzte, sofern bekannt)

Ihre Einwilligung ist freiwillig. Wenn Sie keine Einwilligung erteilen, kann dies möglicherweise zu Nachteilen bei der aktuellen oder einer künftigen Behandlung führen, wenn behandlungsrelevante Daten nicht vorliegen.

Sie haben jederzeit die Möglichkeit, Ihre Einwilligung ohne Angabe von Gründen zu widerrufen. Im Falle des Widerrufs findet keine weitere Datenübermittlung zwischen o.g. Behandlern und dem Krankenhaus statt. Diese Widerrufserklärung ist an den Krankenhausträger zu richten. Ihr Widerruf gilt allerdings erst ab dem Zeitpunkt, zu dem dieser dem Krankenhaus zugeht. Er hat keine Rückwirkung. Die Verarbeitung Ihrer Daten bis zu diesem Zeitpunkt bleibt rechtmäßig.

____________________	____________________
(Ort und Datum)	(Unterschrift des Patienten)

Anlage 4

Datenübermittlungen zwischen privaten Krankenversicherungsunternehmen und Krankenhäusern (Direktabrechnung und Mitteilung eines Pflegegrades)[116]

Optionales Muster!

Der Gesetzgeber verlangt die Schriftform für die Einwilligung in die Datenübermittlungen zur Direktabrechnung sowie zur Übermittlung eines bestehenden Pflegegrades nicht mehr! Das heißt: Es muss kein Formular ausgedruckt und vom Patienten unterschrieben werden! Die ausdrückliche, z.B. mündliche, Einwilligung des Patienten genügt! Nur sofern klinikintern vorgegeben/gewünscht, kann eine Unterschrift des Patienten eingeholt werden.

Nur für diesen Fall kann nachfolgendes Muster verwendet werden!

Nur vom privat versicherten bzw. privat zusatzversicherten Patienten auszufüllen!

[Briefkopf Krankenhausträger]

Einwilligung in Datenübermittlungen zwischen privaten Krankenversicherungsunternehmen und Krankenhaus (Direktabrechnung und Mitteilung eines Pflegegrades)

(Art. 6 Abs. 1a, f, Art. 9 Abs. 2a, f, Abs. 4 DS-GVO / § 6 Ziff. 2, § 13 Abs. 2 Ziff. 1, 6 DSG-EKD / § 6 Abs. 1b, § 11 Abs. 2a, f, Abs. 4 KDG[117] i.V.m. § 17c Abs. 5 KHG, § 301 Abs. 2a SGB V)

Name: ______________________________ [*Vorname, Name des Patienten*],
geboren am: ______________________________ [*Geburtsdatum*],
wohnhaft in: ______________________________ [*Anschrift*]

Direktabrechnung zwischen dem Krankenhaus und meiner privaten Krankenversicherung

Ich mache von der Möglichkeit einer direkten Abrechnung zwischen dem Krankenhaus und meiner privaten Krankenversicherung Gebrauch.

____

(Name und Anschrift meiner privaten Krankenversicherung)

Ich bin damit einverstanden, dass das Krankenhaus die mich betreffenden Behandlungsdaten im Wege des elektronischen Datenaustausches an meine private Krankenversicherung zum Zwecke der Abrechnung übermittelt.

In der Regel handelt es sich dabei um folgende Daten nach Maßgabe des § 301 SGB V:

- Name des Patienten, Geburtsdatum, Anschrift, Versichertenstatus,
- den Tag, die Uhrzeit und den Grund der Aufnahme sowie die Einweisungsdiagnose, die Aufnahmediagnose, bei einer Änderung der Aufnahmediagnose die nachfolgenden Diagnosen, die voraussichtliche Dauer der Krankenhausbehandlung,
- Datum und Art der jeweils im Krankenhaus durchgeführten Operationen und sonstigen Prozeduren,
- den Tag, die Uhrzeit und den Grund der Entlassung oder der Verlegung sowie die für die Krankenhausbehandlung maßgebliche Hauptdiagnose und die Nebendiagnosen.

Angabe/Mitteilung eines Pflegegrades

Ich bin damit einverstanden, dass meine private Krankenversicherung dem Krankenhaus mitteilt/übermittelt, ob und ggf. welcher Pflegegrad bei mir besteht.

Die Kenntnis des Pflegegrades ist für das Krankenhaus wichtig, um die Rechnung korrekt stellen zu können.

Ihre Einwilligung ist freiwillig. Sofern Sie keine Einwilligung erteilen, wird Ihnen die Rechnung zugesandt.

Sie haben jederzeit die Möglichkeit, Ihre Einwilligung ohne Angabe von Gründen zu widerrufen. Im Falle des Widerrufs findet keine weitere Datenübermittlung zwischen dem privaten Krankenversicherungsunternehmen und dem Krankenhaus statt. Diese Widerrufserklärung ist an den Krankenhausträger zu richten. Ihr Widerruf gilt allerdings erst ab dem Zeitpunkt, zu dem dieser dem Krankenhausträger zugeht. Er hat keine Rückwirkung. Die Verarbeitung Ihrer Daten bis zu diesem Zeitpunkt bleibt rechtmäßig.

____________________ ____________________

(Ort und Datum) (Unterschrift des Patienten)

Anlage 5

Informationspflichten gegenüber Patienten im Krankenhausbereich auf der Grundlage der Art. 12 ff. DS-GVO / §§ 16 ff. DSG-EKD / §§ 14 ff. KDG[118]

– Musterformulierung[119] –
– stationär –

Für alle Patienten!

Zeitpunkt der Information: Aufnahme!

[Briefkopf Krankenhausträger] [120]

Informationspflicht bei der Erhebung personenbezogener Daten[121]

Sehr geehrte Patienten,

im Rahmen Ihrer Behandlung bzw. Versorgung ist es erforderlich, personenbezogene und auch medizinische Daten über Ihre Person zu verarbeiten. Da die Vorgänge sowohl innerhalb unseres Krankenhauses als auch im Zusammenspiel mit weiteren an Ihrer Behandlung beteiligten Personen/Institutionen des Gesundheitswesens nicht leicht zu überblicken sind, haben wir für Sie die nachfolgenden Informationen zusammengestellt:

Zwecke, für die Ihre personenbezogenen Daten verarbeitet werden:

Im Rahmen Ihrer Behandlung werden Daten über Ihre Person, Ihren sozialen Status sowie die für die Behandlung notwendigen medizinischen Daten erhoben, erfasst, gespeichert, verarbeitet, abgefragt, genutzt, übermittelt usw. Insgesamt spricht man von der „Verarbeitung" Ihrer Daten. Dieser Begriff der „Verarbeitung" bildet den Oberbegriff über alle diese Tätigkeiten. Die Verarbeitung von Patientendaten im Krankenhaus ist aus Datenschutzgründen nur möglich, wenn eine gesetzliche Grundlage dies vorschreibt bzw. erlaubt oder Sie als Patient hierzu Ihre Einwilligung erteilt haben.

Für Ihre patientenbezogene Versorgung/Behandlung notwendig sind dabei insbesondere Verarbeitungen Ihrer Daten aus präventiven, diagnostischen, therapeutischen, kurativen und auch nachsorgenden Gründen. Ebenso erfolgen Verarbeitungen – im Sinne einer bestmöglichen Versorgung – im Hinblick auf interdisziplinäre Konferenzen zur Analyse und Erörterung von Diagnostik und Therapie, zur Vor-, Mit-, Weiterversorgung bzgl. Diagnostik, Therapie, Befunden sowie Krankheits-/Vitalstatus. Daneben werden Arztbriefe/Berichte geschrieben und es erfolgen Verarbeitungen aus Qualitätssicherungsgründen, zum Erkennen und Bekämpfen von Krankenhausinfektionen sowie zur seelsorgerischen und sozialen Betreuung und zum Entlassmanagement.

Neben diesen patientenbezogenen Verarbeitungen bedarf es auch einer verwaltungsmäßigen Abwicklung Ihrer Behandlung. Dies bedingt im Wesentlichen die Verarbeitung Ihrer Daten zur Abrechnung Ihrer Behandlung, aus Gründen des Controllings/der Rechnungsprüfung, zur Geltendmachung, Ausübung sowie Verteidigung von Rechtsansprüchen usw. Ferner erfolgen Datenverarbeitungen zu Zwecken der Ausbildung, der Fort- und Weiterbildung von Ärzten und von Angehörigen anderer Berufe des Gesundheitswesens, zur Forschung[122] oder zu gesetzlich vorgesehenen Meldepflichten (z.B. an die Polizei aufgrund des Melderechts, an staatliche Gesundheitsämter aufgrund des Infektionsschutzgesetzes, an Krebsregister) sowie nicht zuletzt aus Gründen der Betreuung und Wartung von IT-Systemen und Anwendungen usw.

Von wem erhalten wir Ihre Daten?

Die entsprechenden Daten erheben wir grundsätzlich – sofern möglich – bei Ihnen selbst. Teilweise kann es jedoch auch vorkommen, dass wir von anderen Krankenhäusern, die etwa Ihre Erst-/Vor-Behandlung durchgeführt haben, von niedergelassenen Ärzten, Fachärzten, Medizinischen Versorgungszentren (sog. MVZ) usw. Sie betreffende personenbezogene Daten erhalten. Diese werden in unserem Krankenhaus im Sinne einer einheitlichen Dokumentation mit Ihren übrigen Daten zusammengeführt.

Wer hat Zugriff auf Ihre Daten?

Die an Ihrer Behandlung beteiligten Personen haben Zugriff auf Ihre Daten, wozu etwa auch Ärzte anderer Abteilungen zählen, die an einer fachübergreifenden Behandlung teilnehmen[123], oder die Verwaltung, die die Abrechnung Ihrer Behandlung vornimmt.

Ihre Daten werden von Fachpersonal oder unter dessen Verantwortung verarbeitet. Dieses Fachpersonal unterliegt entweder dem sog. Berufsgeheimnis oder einer Geheimhaltungspflicht.

Der vertrauliche Umgang mit Ihren Daten wird gewährleistet!

Rechtsgrundlage für die Verarbeitung Ihrer Daten durch den Krankenhausträger

Die Grundlage dafür, dass der Krankenhausträger Ihre Daten datenschutzrechtlich verarbeiten darf, ergibt sich hauptsächlich daraus, dass der Krankenhausträger für die Versorgung und Behandlung von Patienten zuständig ist. Auf dieser Grundlage gibt es unterschiedliche Gesetze und Verordnungen, die dem Krankenhausträger eine Verarbeitung der Daten erlauben.

Genannt sei hier insbesondere die sog. EU Datenschutz-Grundverordnung (DS-GVO) / das Kirchengesetz über den Datenschutz der Evangelischen Kirche in Deutschland (DSG-EKD) / das Gesetz über den kirchlichen Datenschutz (KDG)[124], z.B. Art. 6, 9 DS-GVO / §§ 6, 13 DSG-EKD / §§ 6, 11 KDG[125], die/das ausdrücklich regelt, dass Daten von Patienten verarbeitet werden dürfen. Daneben finden sich Grundlagen im deutschen Recht, etwa in dem Sozialgesetzbuch Fünftes Buch (SGB V), z.B. § 301 SGB V, in dem Bundesdatenschutzgesetz (BDSG), insbesondere § 22 BDSG[126] und im Bürgerlichen Gesetzbuch (BGB), sowie in den §§ 630 ff. BGB, die eine Verarbeitung Ihrer Daten voraussetzen.

Als Rechtsgrundlagen für die Verarbeitung seien hier beispielhaft genannt:

- Datenverarbeitungen zum Zwecke der Durchführung sowie Dokumentation des Behandlungsgeschehens einschließlich des innerärztlichen und interprofessionellen Austauschs im Krankenhaus über den Patienten für die Behandlung (Art. 9 Abs. 2h, Abs. 3, Abs. 4 DS-GVO / § 13 Abs. 2 Ziff. 8, Abs. 3 DSG-EKD / § 11 Abs. 2h, Abs. 3 KDG[127] i.V.m. §§ 630a ff., 630f BGB i.V.m. entsprechenden landesrechtlichen Regelungen sofern vorhanden),
- Datenübermittlung an „Externe" im Sinne einer gemeinsamen Behandlung (im Team), Zuziehung externer Konsiliarärzte, z.B. Labor, Telemedizin, sowie Zuziehung externer Therapeuten (Art. 9 Abs. 2h, Abs. 3 (, Abs. 4) DS-GVO / § 13 Abs. 2 Ziff. 8, Abs. 3 DSG-EKD / § 11 Abs. 2h, Abs. 3 KDG[128] i.V.m. entsprechenden landesrechtlichen Regelungen sofern vorhanden),
- Datenübermittlung an die gesetzlichen Krankenkassen zum Zwecke der Abrechnung (Art. 9 Abs. 2h, Abs. 3, Abs. 4 DS-GVO / § 13 Abs. 2 Ziff. 8, Abs. 3 DSG-EKD / § 11 Abs. 2h, Abs. 3 KDG[129] i.V.m. § 301 SGB V),
- Datenübermittlung zu Zwecken der Qualitätssicherung (Art. 9 Abs. 2i DS-GVO / § 13 Abs. 2 Ziff. 9 DSG-EKD / § 11 Abs. 2i KDG[130] i.V.m. § 299 SGB V i.V.m. § 136 SGB V bzw. den Richtlinien des G-BA), usw.

Daneben sind Verarbeitungen auch in Fällen zulässig, in denen Sie uns Ihre Einwilligung erklärt haben.

Notwendigkeit der Angabe Ihrer Personalien

Die ordnungsgemäße administrative Abwicklung Ihrer Behandlung bedingt die Aufnahme Ihrer Personalien. Davon ausgenommen sind ausschließlich die Fälle der vertraulichen Geburt.

Mögliche Empfänger Ihrer Daten

Ihre Daten werden im Rahmen der Zweckbestimmung unter Beachtung der jeweiligen datenschutzrechtlichen Regelungen bzw. etwaiger vorliegender Einwilligungserklärungen erhoben und ggf. an Dritte übermittelt. Als derartige Dritte kommen insbesondere in Betracht:

- gesetzliche Krankenkassen, sofern Sie gesetzlich versichert sind,
- private Krankenversicherungen, sofern Sie privat versichert sind,
- Unfallversicherungsträger,
- Hausärzte,
- weiter-, nach- bzw. mitbehandelnde Ärzte,
- andere Einrichtungen der Gesundheitsversorgung oder Behandlung,
- Rehabilitationseinrichtungen,
- Pflegeeinrichtungen,
- externe Datenverarbeiter (sog. Auftragsverarbeiter[131]) sowie
- Seelsorger (in kirchlichen Einrichtungen) usw.

Welche Daten werden im Einzelnen übermittelt?

Sofern Daten übermittelt werden, hängt es im Einzelfall vom jeweiligen Empfänger ab, welche Daten dies sind. Bei einer Übermittlung entsprechend § 301 SGB V an Ihre Krankenkasse handelt es sich zum Beispiel um folgende Daten:

1. Name des Versicherten,
2. Geburtsdatum,
3. Anschrift,
4. Krankenversichertennummer,
5. Versichertenstatus,
6. den Tag, die Uhrzeit und den Grund der Aufnahme sowie die Einweisungsdiagnose, die Aufnahmediagnose, bei einer Änderung der Aufnahmediagnose die nachfolgenden Diagnosen, die voraussichtliche Dauer der Krankenhausbehandlung sowie, falls diese überschritten wird, auf Verlangen der Krankenkasse die medizinische Begründung, bei Kleinkindern bis zu einem Jahr das Aufnahmegewicht,
7. Datum und Art der jeweils im Krankenhaus durchgeführten Operationen und sonstigen Prozeduren,
8. den Tag, die Uhrzeit und den Grund der Entlassung oder der Verlegung sowie die für die Krankenhausbehandlung maßgebliche Hauptdiagnose und die Nebendiagnosen,
9. Angaben über die im jeweiligen Krankenhaus durchgeführten Rehabilitationsmaßnahmen sowie Aussagen zur Arbeitsfähigkeit und Vorschläge für die Art der weiteren Behandlung mit Angabe geeigneter Einrichtungen.

Behandlung aufgrund ästhetischer Operationen, Tätowierungen oder Piercings

Für den Fall, dass eine Krankheit vorliegt, für die der Verdacht besteht, dass sie Folge einer medizinisch nicht indizierten ästhetischen Operation, einer Tätowierung oder eines Piercings ist, muss auch diesbezüglich eine Meldung an die Krankenkasse erfolgen.

Widerruf erteilter Einwilligungen

Wenn die Verarbeitung Ihrer Daten auf einer Einwilligung beruht, die Sie dem Krankenhausträger gegenüber erklärt haben, dann steht Ihnen das Recht zu, Ihre Einwilligung jederzeit zu widerrufen. Diese Erklärung können Sie – schriftlich/per Mail/Fax – an den Krankenhausträger richten. Einer Angabe von Gründen bedarf es dafür nicht. Ihr Widerruf gilt allerdings erst ab dem Zeitpunkt, zu dem dieser dem Krankenhausträger zugeht. Er hat keine Rückwirkung. Die Verarbeitung Ihrer Daten bis zu diesem Zeitpunkt bleibt rechtmäßig.

Wahrnehmung berechtigter Interessen des Krankenhausträgers

Sofern der Krankenhausträger zur Durchsetzung seiner Ansprüche gegen Sie selbst oder Ihre Krankenkasse gezwungen ist, anwaltliche oder gerichtliche Hilfe in Anspruch zu nehmen, da die vom Krankenhausträger gestellte Rechnung nicht beglichen wird, muss der Krankenhausträger (zu Zwecken der Rechteverfolgung) die dafür notwendigen Daten zu Ihrer Person und Ihrer Behandlung offenbaren.

Wie lange werden Ihre Daten gespeichert?

Der Krankenhausträger ist gem. § 630f Bürgerliches Gesetzbuch (BGB) dazu verpflichtet, eine Dokumentation über Ihre Behandlung zu führen. Dieser Verpflichtung kann der Krankenhausträger in Form einer in Papierform oder elektronisch geführten Patientenakte nachkommen. Diese Patientendokumentation wird auch nach Abschluss Ihrer Behandlung für lange Zeit vom Krankenhaus verwahrt. Auch dazu ist der Krankenhausträger gesetzlich verpflichtet.

Mit der Frage, wie lange die Dokumente im Einzelnen im Krankenhaus aufzubewahren sind, beschäftigen sich viele spezielle gesetzliche Regelungen. Zu nennen sind etwa hier das Strahlenschutzgesetz (StrlSchG), die Apothekenbetriebsordnung (ApBetrO), das Transfusionsgesetz (TFG) und viele mehr. Diese gesetzlichen Regelungen schreiben unterschiedliche Aufbewahrungsfristen vor.

Daneben ist zu beachten, dass Krankenhäuser Patientenakten auch aus Gründen der Beweissicherung bis zu 30 Jahre lang aufbewahren. Dies folgt daraus, dass Schadensersatzansprüche, die Patienten gegenüber dem Krankenhaus geltend machen, gemäß § 199 Abs. 2 Bürgerliches Gesetzbuch (BGB) spätestens in 30 Jahren verjähren. Ein Haftungsprozess könnte also erst Jahrzehnte nach Beendigung der Behandlung gegen den Krankenhausträger anhängig gemacht werden. Würde das Krankenhaus mit der Schadensersatzforderung eines Patienten wegen eines behaupteten Behandlungsfehlers konfrontiert und wären die entsprechenden Krankenunterlagen inzwischen vernichtet, könnte dies zu erheblichen prozessualen Nachteilen für das Krankenhaus führen.

Aus diesem Grunde wird Ihre Patientenakte bis zu 30 Jahre lang aufbewahrt.

Recht auf Auskunft, Berichtigung, Löschung usw.

Ihnen stehen sog. Betroffenenrechte zu, d.h. Rechte, die Sie als im Einzelfall betroffene Person ausüben können. Diese Rechte können Sie gegenüber dem Krankenhausträger geltend machen. Sie ergeben sich aus der EU Datenschutz-Grundverordnung (DS-GVO) / dem Kirchengesetz über den Datenschutz der Evangelischen Kirche in Deutschland (DSG-EKD) / dem Gesetz über den kirchlichen Datenschutz (KDG)[132]:

- Recht auf Auskunft, Art. 15 DS-GVO / § 19 DSG-EKD / § 17 KDG[133]

Sie haben das Recht auf Auskunft über die Sie betreffenden gespeicherten personenbezogenen Daten.

- Recht auf Berichtigung, Art. 16 DS-GVO / § 20 DSG-EKD / § 18 KDG[134]
Wenn Sie feststellen, dass unrichtige Daten zu Ihrer Person verarbeitet werden, können Sie Berichtigung verlangen. Unvollständige Daten müssen unter Berücksichtigung des Zwecks der Verarbeitung vervollständigt werden.

- Recht auf Löschung, Art. 17 DS-GVO / § 21 DSG-EKD / § 19 KDG[135]
Sie haben das Recht, die Löschung Ihrer Daten zu verlangen, wenn bestimmte Löschgründe vorliegen. Dies ist insbesondere der Fall, wenn diese zu dem Zweck, zu dem sie ursprünglich erhoben oder verarbeitet wurden, nicht mehr erforderlich sind.

- Recht auf Einschränkung der Verarbeitung, Art. 18 DS-GVO / § 22 DSG-EKD / § 20 KDG[136]
Sie haben das Recht auf Einschränkung der Verarbeitung Ihrer Daten. Dies bedeutet, dass Ihre Daten zwar nicht gelöscht, aber gekennzeichnet werden, um ihre weitere Verarbeitung oder Nutzung einzuschränken.

- Recht auf Widerspruch gegen unzumutbare Datenverarbeitung, Art. 21 DS-GVO / § 25 DSG-EKD / § 23 KDG[137]
Sie haben grundsätzlich ein allgemeines Widerspruchsrecht auch gegen rechtmäßige Datenverarbeitungen, die im öffentlichen Interesse liegen, in Ausübung öffentlicher Gewalt oder aufgrund des berechtigten Interesses einer Stelle erfolgen.

Beschwerde bei der Aufsichtsbehörde wegen Datenschutzverstößen

Unabhängig davon, dass es Ihnen auch freisteht, gerichtliche Hilfe in Anspruch zu nehmen, haben Sie das Recht auf Beschwerde bei einer Aufsichtsbehörde, wenn Sie der Ansicht sind, dass die Verarbeitung Ihrer Daten datenschutzrechtlich nicht zulässig ist. Dies ergibt sich aus Art. 77 EU Datenschutz-Grundverordnung / § 46 DSG-EKD / § 48 KDG[138]. Die Beschwerde bei der Aufsichtsbehörde kann formlos erfolgen.[139]

Datenschutzbeauftragter des Krankenhauses

Der Krankenhausträger hat einen Datenschutzbeauftragten bestellt. Seine Kontaktdaten lauten wie folgt:

________________________________ (Kontaktdaten)[140]

Für weitere Fragen stehen wir Ihnen gerne zur Verfügung.

Anlage 6

Informationspflichten gegenüber Patienten
in Institutsambulanzen / MVZ
auf der Grundlage der Art. 12 ff. DS-GVO / §§ 16 ff. DSG-EKD / §§ 14 ff. KDG[141]

– Musterformulierung[142] **–**
– ambulant –

Für alle Patienten!
Zeitpunkt der Information: Anmeldung!

[Briefkopf Ambulanz / MVZ[143]*]*

Informationspflicht bei der Erhebung personenbezogener Daten

Sehr geehrte Patienten,

im Rahmen Ihrer Behandlung bzw. Versorgung ist es erforderlich, personenbezogene und auch medizinische Daten über Ihre Person zu verarbeiten. Da die Vorgänge sowohl innerhalb unserer Ambulanz / unsers MVZ[144] als auch im Zusammenspiel mit weiteren an Ihrer Behandlung beteiligten Personen/Institutionen des Gesundheitswesens nicht leicht zu überblicken sind, haben wir für Sie die nachfolgenden Informationen zusammengestellt:

Zwecke, für die Ihre personenbezogenen Daten verarbeitet werden:

Im Rahmen Ihrer Behandlung werden Daten über Ihre Person, Ihren sozialen Status sowie die für die Behandlung notwendigen medizinischen Daten erhoben, erfasst, gespeichert, verarbeitet, abgefragt, genutzt, übermittelt usw. Insgesamt spricht man von der „Verarbeitung“ Ihrer Daten. Dieser Begriff der „Verarbeitung“ bildet den Oberbegriff über alle diese Tätigkeiten. Die Verarbeitung von Patientendaten ist uns aus Datenschutzgründen nur möglich, wenn eine gesetzliche Grundlage dies vorschreibt bzw. erlaubt oder Sie als Patient hierzu Ihre Einwilligung erteilt haben.

Für Ihre patientenbezogene Versorgung/Behandlung notwendig sind dabei insbesondere Verarbeitungen Ihrer Daten aus präventiven, diagnostischen, therapeutischen, kurativen und auch nachsorgenden Gründen. Ebenso erfolgen Verarbeitungen – im Sinne einer bestmöglichen Versorgung – im Hinblick auf interdisziplinäre Konferenzen zur Analyse und Erörterung von Diagnostik und Therapie, zur Vor-, Mit-, Weiterversorgung bzgl. Diagnostik, Therapie, Befunden sowie Krankheits-/Vitalstatus. Daneben werden Arztbriefe/Berichte geschrieben und es erfolgen Verarbeitungen aus Qualitätssicherungsgründen, zum Erkennen und Bekämpfen von Infektionen.

Neben diesen patientenbezogenen Verarbeitungen bedarf es auch einer verwaltungsmäßigen Abwicklung Ihrer Behandlung. Dies bedingt im Wesentlichen die Verarbeitung Ihrer Daten zur Abrechnung Ihrer Behandlung, aus Gründen des Controllings / der Rechnungsprüfung, zur Geltendmachung, Ausübung sowie Verteidigung von Rechtsansprüchen usw. Ferner erfolgen Datenverarbeitungen zu Zwecken der Ausbildung, der Fort- und Weiterbildung von Ärzten und von Angehörigen anderer Berufe des Gesundheitswesens, zur Forschung[145] oder zu gesetzlich vorgesehenen Meldepflichten (z.B. an staatliche Gesundheitsämter aufgrund des Infektionsschutzgesetzes, an Krebsregister) sowie nicht zuletzt aus Gründen der Betreuung und Wartung von IT-Systemen und Anwendungen usw.

Von wem erhalten wir Ihre Daten?

Die entsprechenden Daten erheben wir grundsätzlich – sofern möglich – bei Ihnen selbst. Teilweise kann es jedoch auch vorkommen, dass wir von anderen Leistungserbringern, die etwa Ihre Erst-/Vor-Behandlung durchgeführt haben, von niedergelassenen Ärzten, Fachärzten, Medizinischen Versorgungszentren (sog. MVZ) usw., Sie betreffende personenbezogene Daten erhalten. Diese werden bei uns im Sinne einer einheitlichen Dokumentation mit Ihren übrigen Daten zusammengeführt.

Wer hat Zugriff auf Ihre Daten?

Die an Ihrer Behandlung beteiligten Personen haben Zugriff auf Ihre Daten, wozu etwa auch Ärzte zählen, die an einer fachübergreifenden Behandlung teilnehmen[146], oder die Verwaltung, die die Abrechnung Ihrer Behandlung vornimmt.

Ihre Daten werden von Fachpersonal oder unter dessen Verantwortung verarbeitet. Dieses Fachpersonal unterliegt entweder dem sog. Berufsgeheimnis oder einer Geheimhaltungspflicht.

Der vertrauliche Umgang mit Ihren Daten wird gewährleistet!

Rechtsgrundlage für die Verarbeitung Ihrer Daten

Die Grundlage dafür, dass wir Ihre Daten datenschutzrechtlich verarbeiten dürfen, ergibt sich hauptsächlich daraus, dass wir für die Versorgung und Behandlung von Patienten zuständig sind. Auf dieser Grundlage gibt es unterschiedliche Gesetze und Verordnungen, die uns eine Verarbeitung der Daten erlauben.

Genannt sei hier insbesondere die sog. EU Datenschutz-Grundverordnung (DS-GVO) / das Kirchengesetz über den Datenschutz der Evangelischen Kirche in Deutschland (DSG-EKD) / das Gesetz über den kirchlichen Datenschutz (KDG)[147], z.B. Art. 6, 9 DS-GVO / §§ 6, 13 DSG-EKD / §§ 6, 11 KDG[148], die/das[149] ausdrücklich regelt, dass Daten von Patienten verarbeitet werden dürfen. Daneben finden sich Grundlagen im deutschen Recht, etwa in dem Sozialgesetzbuch Fünftes Buch (SGB V), z.B. §§ 295, 301 SGB V, in dem Bundesdatenschutzgesetz (BDSG), insbesondere § 22 BDSG[150], und im Bürgerlichen Gesetzbuch (BGB) in den §§ 630 ff. BGB, die eine Verarbeitung Ihrer Daten voraussetzen.

Als Rechtsgrundlagen für die Verarbeitung seien hier beispielhaft genannt:

- Datenverarbeitungen zum Zwecke der Durchführung sowie Dokumentation des Behandlungsgeschehens einschließlich des innerärztlichen und interprofessionellen Austauschs über den Patienten für die Behandlung (Art. 9 Abs. 2h, Abs. 3, Abs. 4 DS-GVO / § 13 Abs. 2 Ziff. 8, Abs. 3 DSG-EKD / § 11 Abs. 2h, Abs. 3 KDG[151] i.V.m. §§ 630a ff., 630f BGB i.V.m. entsprechenden landesrechtlichen Regelungen, sofern vorhanden),
- Datenübermittlung an „Externe" im Sinne einer gemeinsamen Behandlung (im Team), Zuziehung externer Konsiliarärzte, z.B. Labor, Telemedizin, sowie Zuziehung externer Therapeuten (Art. 9 Abs. 2h, Abs. 3 (, Abs. 4) DS-GVO / § 13 Abs. 2 Ziff. 8, Abs. 3 DSG-EKD / § 11 Abs. 2h, Abs. 3 KDG[152] i.V.m. entsprechenden landesrechtlichen Regelungen, sofern vorhanden),
- Datenübermittlung an die gesetzlichen Krankenkassen / die Kassenärztlichen Vereinigungen zum Zwecke der Abrechnung (Art. 9 Abs. 2h, Abs. 3, Abs. 4 DS-GVO / § 13 Abs. 2 Ziff. 8, Abs. 3 DSG-EKD / § 11 Abs. 2h, Abs. 3 KDG[153] i.V.m. §§ 295, 301 SGB V),
- Datenübermittlung zu Zwecken der Qualitätssicherung (Art. 9 Abs. 2i DS-GVO / § 13 Abs. 2 Ziff. 9 DSG-EKD / § 11 Abs. 2i KDG[154] i.V.m. § 299 SGB V i.V.m. § 136 SGB V bzw. den Richtlinien des G-BA) usw.

Daneben sind Verarbeitungen auch in Fällen zulässig, in denen Sie uns Ihre Einwilligung erklärt haben.

Notwendigkeit der Angabe Ihrer Personalien

Die ordnungsgemäße administrative Abwicklung Ihrer Behandlung bedingt die Aufnahme Ihrer Personalien.

Mögliche Empfänger Ihrer Daten

Ihre Daten werden im Rahmen der Zweckbestimmung unter Beachtung der jeweiligen datenschutzrechtlichen Regelungen bzw. etwaiger vorliegender Einwilligungserklärungen erhoben und ggf. an Dritte übermittelt. Als derartige Dritte kommen insbesondere in Betracht:

- gesetzliche Krankenkassen, sofern Sie gesetzlich versichert sind,
- kassenärztliche Vereinigungen, sofern Sie gesetzlich versichert sind,
- private Krankenversicherungen, sofern Sie privat versichert,
- Unfallversicherungsträger,
- Hausärzte,
- weiter-, nach- bzw. mitbehandelnde Ärzte,
- andere Einrichtungen der Gesundheitsversorgung oder Behandlung,
- Rehabilitationseinrichtungen,
- Pflegeeinrichtungen,
- externe Datenverarbeiter (sog. Auftragsverarbeiter[155]).

Welche Daten werden im Einzelnen übermittelt?

Sofern Daten übermittelt werden, hängt es im Einzelfall vom jeweiligen Empfänger ab, welche Daten dies sind. Bei einer Übermittlung entsprechend §§ 295, 301 SGB V an Ihre Krankenkasse / die zuständige kassenärztliche Vereinigung handelt es sich zum Beispiel um folgende Daten:

1. Name des Versicherten,
2. Geburtsdatum,
3. Anschrift,
4. Krankenversichertennummer,
5. Versichertenstatus,
6. den Tag, die Uhrzeit und den Grund der Behandlung (Diagnosen).

Behandlung aufgrund ästhetischer Operationen, Tätowierungen oder Piercings

Für den Fall, dass eine Krankheit vorliegt, für die der Verdacht besteht, dass sie Folge einer medizinisch nicht indizierten ästhetischen Operation, einer Tätowierung oder eines Piercings ist, muss auch diesbezüglich eine Meldung an die Krankenkasse erfolgen.

Widerruf erteilter Einwilligungen

Wenn die Verarbeitung Ihrer Daten auf einer Einwilligung beruht, die Sie uns gegenüber erklärt haben, dann steht Ihnen das Recht zu, Ihre Einwilligung jederzeit zu widerrufen. Diese Erklärung können Sie – schriftlich / per Mail / Fax – an uns richten. Einer Angabe von Gründen bedarf es dafür nicht. Ihr Widerruf gilt allerdings erst ab dem Zeitpunkt, zu dem uns dieser zugeht. Er hat keine Rückwirkung. Die Verarbeitung Ihrer Daten bis zu diesem Zeitpunkt bleibt rechtmäßig.

Wahrnehmung berechtigter Interessen

Sofern wir zur Durchsetzung unserer Ansprüche gegen Sie selbst oder Ihre Krankenkasse / kassenärztliche Vereinigung gezwungen sind, anwaltliche oder gerichtliche Hilfe in Anspruch zu nehmen, da die von uns gestellte Rechnung nicht beglichen wird, müssen wir (zu Zwecken der Rechteverfolgung) die dafür notwendigen Daten zu Ihrer Person und Ihrer Behandlung offenbaren.

Wie lange werden Ihre Daten gespeichert?

Wir sind gem. § 630f Bürgerliches Gesetzbuch (BGB) dazu verpflichtet, eine Dokumentation über Ihre Behandlung zu führen. Dieser Verpflichtung kann in Papierform oder elektronisch nachgekommen werden (Patientenakte). Diese Patientendokumentation wird auch nach Abschluss Ihrer Behandlung für lange Zeit verwahrt. Auch dazu sind wir gesetzlich verpflichtet.

Mit der Frage, wie lange die Dokumente im Einzelnen aufzubewahren sind, beschäftigen sich viele spezielle gesetzliche Regelungen. Zu nennen sind etwa das Strahlenschutzgesetz (StrlSchG), die Apothekenbetriebsordnung (ApBetrO), das Transfusionsgesetz (TFG) und viele mehr. Diese gesetzlichen Regelungen schreiben unterschiedliche Aufbewahrungsfristen vor.

Kommen keine speziellen gesetzlichen Fristen in Ihrem Behandlungsfall zum Tragen, verwahren wir die Aufzeichnungen generell 10 Jahre ab Behandlungsende, § 630f Abs. 3 BGB.

Recht auf Auskunft, Berichtigung, Löschung usw.

Ihnen stehen sog. Betroffenenrechte zu, d.h. Rechte, die Sie als im Einzelfall betroffene Person ausüben können. Diese Rechte können Sie uns gegenüber geltend machen. Sie ergeben sich aus der EU Datenschutz-Grundverordnung (DS-GVO) / dem Kirchengesetz über den Datenschutz der Evangelischen Kirche in Deutschland (DSG-EKD) / dem Gesetz über den kirchlichen Datenschutz (KDG)[156]:

- Recht auf Auskunft, Art. 15 DS-GVO / § 19 DSG-EKD / § 17 KDG[157]

Sie haben das Recht auf Auskunft über die Sie betreffenden gespeicherten personenbezogenen Daten.

- Recht auf Berichtigung, Art. 16 DS-GVO / § 20 DSG-EKD / § 18 KDG[158]

Wenn Sie feststellen, dass unrichtige Daten zu Ihrer Person verarbeitet werden, können Sie Berichtigung verlangen. Unvollständige Daten müssen unter Berücksichtigung des Zwecks der Verarbeitung vervollständigt werden.

- Recht auf Löschung, Art. 17 DS-GVO / § 21 DSG-EKD / § 19 KDG[159]

Sie haben das Recht, die Löschung Ihrer Daten zu verlangen, wenn bestimmte Löschgründe vorliegen. Dies ist insbesondere der Fall, wenn diese zu dem Zweck, zu dem sie ursprünglich erhoben oder verarbeitet wurden, nicht mehr erforderlich sind.

- Recht auf Einschränkung der Verarbeitung, Art. 18 DS-GVO / § 22 DSG-EKD / § 20 KDG[160]

Sie haben das Recht auf Einschränkung der Verarbeitung Ihrer Daten. Dies bedeutet, dass Ihre Daten zwar nicht gelöscht, aber gekennzeichnet werden, um ihre weitere Verarbeitung oder Nutzung einzuschränken.

- Recht auf Widerspruch gegen unzumutbare Datenverarbeitung, Art. 21 DS-GVO / § 25 DSG-EKD / § 23 KDG[161]

Sie haben grundsätzlich ein allgemeines Widerspruchsrecht auch gegen rechtmäßige Datenverarbeitungen, die im öffentlichen Interesse liegen, in Ausübung öffentlicher Gewalt oder aufgrund des berechtigten Interesses einer Stelle erfolgen.

Beschwerde bei der Aufsichtsbehörde wegen Datenschutzverstößen

Unabhängig davon, dass es Ihnen auch freisteht, gerichtliche Hilfe in Anspruch zu nehmen, haben Sie das Recht auf Beschwerde bei einer Aufsichtsbehörde, wenn Sie der Ansicht sind, dass die Verarbeitung Ihrer Daten datenschutzrechtlich nicht zulässig ist. Dies ergibt sich aus Art. 77 DS-GVO / § 46 DSG-EKD / § 48 KDG[162]. Die Beschwerde bei der Aufsichtsbehörde kann formlos erfolgen.[163]

Datenschutzbeauftragter

Wir haben einen Datenschutzbeauftragten bestellt. Seine Kontaktdaten lauten wie folgt:

______________________________ (Kontaktdaten)[164]

Für weitere Fragen stehen wir Ihnen gerne zur Verfügung.

Anlage 7

Information für Kostenerstattungspatienten[165]

Nur für gesetzlich versicherte Patienten!

Wichtige Information für gesetzlich krankenversicherte Patienten, die Kostenerstattung nach § 13 Abs. 2 SGB V gewählt haben

Die Abrechnung von Behandlungsleistungen erfolgt im System der gesetzlichen Krankenversicherung grundsätzlich zwischen dem Krankenhaus und der gesetzlichen Krankenkasse des Patienten (Sachleistungsprinzip). Nach § 13 Abs. 2 SGB V können gesetzlich Krankenversicherte anstelle des Sachleistungsprinzips auch die Variante der Kostenerstattung wählen, wonach die Abrechnung der Behandlungsleistungen zwischen dem Krankenhaus und dem Patienten erfolgt.

Der Anspruch des Patienten auf Kostenerstattung durch seine gesetzliche Krankenversicherung erstreckt sich ausschließlich auf Leistungen, für die ein gesetzlicher Krankenversicherungsschutz besteht. Kosten für darüber hinausgehende Leistungen werden von der gesetzlichen Krankenkasse nicht übernommen.

Anlage 8

Patienteninformation zum Entlassmanagement[166]

Nur von gesetzlich krankenversicherten Patienten auszufüllen!

Der Inhalt dieses Formulars ist nach § 39 Abs. 1a, Satz 10 SGB V bundeseinheitlich verpflichtend.

[Briefkopf Krankenhausträger]

Patienteninformation zum Entlassmanagement nach § 39 Abs. 1a SGB V

Worum geht es beim Entlassmanagement?

Nach Abschluss der Krankenhausbehandlung erfolgt die Entlassung der Patienten aus dem Krankenhaus. In bestimmten Fällen ist jedoch nach Abschluss der Krankenhausbehandlung noch weitere Unterstützung erforderlich, um das Behandlungsergebnis zu sichern. Eine entsprechende Anschlussversorgung kann beispielsweise eine medizinische oder pflegerische Versorgung umfassen, die ambulant oder in stationären Einrichtungen der Rehabilitation oder Pflege erfolgt. Aber auch z.B. Terminvereinbarungen mit Ärzten, Physiotherapeuten, Pflegediensten oder Selbsthilfegruppen sowie die Unterstützung bei der Beantragung von Leistungen bei der Kranken- oder Pflegekasse können von dieser Anschlussversorgung umfasst sein.

Das Krankenhaus ist gesetzlich dazu verpflichtet, die Entlassung der Patienten aus dem Krankenhaus vorzubereiten. Das Ziel des Entlassmanagements ist es, eine lückenlose Anschlussversorgung der Patienten zu organisieren. Dazu stellt das Krankenhaus fest, ob und welche medizinischen oder pflegerischen Maßnahmen im Anschluss an die Krankenhausbehandlung erforderlich sind und leitet diese Maßnahmen bereits während des stationären Aufenthaltes ein. Ist es für die unmittelbare Anschlussversorgung nach dem Krankenhausaufenthalt erforderlich, können in begrenztem Umfang auch Arzneimittel, Heilmittel, Hilfsmittel, Soziotherapie und Häusliche Krankenpflege verordnet oder die Arbeitsunfähigkeit festgestellt werden. Bei Bedarf wird das Entlassmanagement auch durch die Kranken-/Pflegekasse unterstützt.

Die Patienten werden über alle Maßnahmen des Entlassmanagements durch das Krankenhaus informiert und beraten. Alle geplanten Maßnahmen werden mit ihnen abgestimmt. Wenn die Patienten es wünschen, werden ihre Angehörigen oder Bezugspersonen zu den Informationen und Beratungen hinzugezogen.

Warum bedarf es einer Einwilligungserklärung?

Das Gesetz schreibt vor, dass für die Durchführung eines Entlassmanagements und die Unterstützung durch die Kranken-/Pflegekasse hierbei die Einwilligung der Patienten in schriftlicher oder elektronischer Form vorliegen muss.

Im Rahmen des Entlassmanagements kann es erforderlich werden, dass das Krankenhaus Kontakt z.B. zu Ärzten, Heilmittelerbringern (z.B. Physiotherapeuten oder Ergotherapeuten) oder Lieferanten von Hilfsmitteln und/oder zu der Kranken- oder Pflegekasse der Patienten aufnehmen muss. Dann kann es notwendig sein, die Patientendaten zu diesem Zweck an diese Beteiligten zu übermitteln. Dies setzt jedoch die schriftliche oder elektronische Einwilligung der Patienten voraus. Diese kann mittels der beigefügten Einwilligungserklärung erfolgen, mit der die Patienten ihre Zustimmung zum Entlassmanagement und der damit verbundenen Datenübermittlung ebenso erklären können wie zur Unterstützung des Entlassmanagements durch die Kranken-/ Pflegekasse sowie der damit verbundenen Datenübermittlung.

Entlassmanagement durch „Beauftragte" außerhalb des Krankenhauses

Krankenhäuser können Aufgaben des Entlassmanagements an niedergelassene Ärzte bzw. Einrichtungen oder ermächtigte Ärzte bzw. Einrichtungen übertragen. Diese Möglichkeit hat der Gesetzgeber vorgesehen. Sollte diese Form des Entlassmanagements speziell für die ggf. erforderliche Anschlussversorgung in Frage kommen, werden die Patienten gesondert informiert und um die diesbezügliche Einwilligung gebeten.

Es soll kein Entlassmanagement in Anspruch genommen werden?

Die Einwilligung ist freiwillig. Wenn die Patienten kein Entlassmanagement wünschen und/oder die Kranken-/Pflegekasse dabei nicht unterstützen soll, erteilen sie keine Einwilligung. Wird trotz bestehenden Bedarfs kein Entlassmanagement durchgeführt, kann dies dazu führen, dass Anschlussmaßnahmen möglicherweise nicht rechtzeitig eingeleitet werden oder beginnen. Bei Anträgen auf Leistungen der Kranken-/Pflegekassen kann eine spätere Antragstellung zur Folge haben, dass der Leistungsanspruch erst zu einem späteren Zeitpunkt entsteht.

Die bereits erteilte Einwilligung soll widerrufen werden?

Haben die Patienten bereits in die Durchführung des Entlassmanagements schriftlich oder elektronisch eingewilligt, möchten die Einwilligung jedoch zurücknehmen, können sie diese jederzeit ohne Angabe von Gründen schriftlich oder elektronisch widerrufen.

- Betrifft der Widerruf die Durchführung des Entlassmanagements insgesamt, erklären sie den vollständigen Widerruf gegenüber dem Krankenhaus.
- Betrifft der Widerruf ausschließlich die Einwilligung in die Unterstützung des Entlassmanagements durch die Kranken-/Pflegekasse, so erklären sie den Widerruf schriftlich gegenüber der Kranken-/Pflegekasse und dem Krankenhaus.

Der Widerruf gilt allerdings erst ab dem Zeitpunkt, zu dem dieser beim Krankenhaus bzw. der Kranken-/Pflegekasse eingeht. Er hat keine Rückwirkung. Die Verarbeitung Ihrer Daten bis zu diesem Zeitpunkt bleibt rechtmäßig.

Je nach Widerruf kann trotz bestehenden Bedarfs kein Entlassmanagement durchgeführt werden oder dieses nicht durch die Kranken-/Pflegekasse unterstützt werden. Dies kann dazu führen, dass Anschlussmaßnahmen möglicherweise nicht rechtzeitig eingeleitet werden oder beginnen. Bei Anträgen auf Leistungen der Kranken- oder Pflegekassen kann eine spätere Antragstellung zur Folge haben, dass ein Leistungsanspruch erst zu einem späteren Zeitpunkt entsteht.

Bei Rückfragen zum Entlassmanagement geben das Krankenhaus oder die Kranken-/Pflegekasse gern weitere Auskünfte.

____________________ ____________________

Ort, Datum | Unterschrift des Patienten

Ich handele als Vertreter mit Vertretungsmacht/gesetzlicher Vertreter/Betreuer

____

Name, Vorname des Vertreters | Anschrift des Vertreters

____

Unterschrift des Vertreters

Anlage 8 ***Alternative Fassung – „Leichte Sprache"[167]***

Patienteninformation zum Entlassmanagement

[Briefkopf Krankenhausträger]

Patienten-Information zum Entlass-Management

in Leichter Sprache

Bitte beachten Sie:

Diese Information ist nur dann für Sie wichtig,
wenn Sie eine gesetzliche Kranken-Versicherung haben.
Wenn Sie deshalb unsicher sind,
dann sprechen Sie einfach die Mitarbeiterinnen
und Mitarbeiter im Kranken-Haus an.
Diese helfen Ihnen gerne!

Worum geht es beim Entlass-Management?

Sie werden im Kranken-Haus medizinisch behandelt
und sollen bald aus dem Kranken-Haus entlassen werden.
Das Kranken-Haus muss Ihre Entlassung vorbereiten.
Das schreibt der Paragraf 39 im 5. Sozialgesetz-Buch so vor.
Darin steht: Ein Entlass-Management muss regeln,
wie Ihre Entlassung aus dem Kranken-Haus ablaufen soll.
Und wie Ihre medizinische Behandlung oder Pflege
nach der Entlassung aus dem Kranken-Haus organisiert wird.

Denn oft brauchen Patientinnen und Patienten
noch weitere Behandlung oder Pflege,
damit sie ganz gesund werden oder gesund bleiben.
Dazu gehören zum Beispiel:

- Weitere Untersuchung und Behandlung in einer Arzt-Praxis
- Unterstützung zu Hause durch einen Pflege-Dienst
- Reha-Behandlungen in anderen Kranken-Häusern und Kuren
- Physiotherapie-Termine
- Teilnahme in Selbsthilfe-Gruppen
- Medikamente oder Verbands-Zeug,
  das Sie vom Kranken-Haus nach Hause mitbekommen.

Bitte beachten Sie:

Manche dieser medizinischen Behandlungen oder Pflege-Leistungen
müssen extra bei der Kranken-Kasse oder Pflege-Kasse
beantragt werden.

Ihre Ärztin oder Ihr Arzt im Kranken-Haus entscheidet,
ob Sie eine medizinische Anschluss-Behandlung
oder Pflege brauchen.
Dabei bekommt die Ärztin oder der Arzt manchmal Unterstützung
von Ihrer Kranken-Kasse oder Pflege-Kasse.

Alle geplanten Behandlungen werden mit Ihnen besprochen.
Wenn Sie das möchten,
können auch Ihre Familien-Angehörigen oder andere Bezugs-Personen
an dieser Besprechung teilnehmen.

Einwilligungs-Erklärung für das Entlass-Management

Beim Entlass-Management muss das Kranken-Haus
Informationen über Sie weitergeben.
Nur so kann die Zusammenarbeit mit diesen anderen Einrichtungen
oder Personen funktionieren.
Informationen über Sie sind zum Beispiel,

- welche Krankheit Sie haben oder hatten,
- welche medizinische Behandlung Sie im Kranken-Haus bekommen haben.

Das Kranken-Haus gibt Informationen über Sie zum Beispiel weiter
an Arzt-Praxen, Mitarbeiterinnen und Mitarbeiter Ihrer Kranken-Kasse
oder an Lieferanten von Hilfsmitteln.
Ein Hilfsmittel ist zum Beispiel ein Blutdruck-Messgerät für zu Hause
oder ein Rollstuhl.

Die Informationen über Sie nennt man auch Patienten-Daten.
Das Kranken-Haus darf Ihre Patienten-Daten nur dann weitergeben,
wenn Sie das mit Ihrer Unterschrift erlauben.
Das ist vom Gesetz so vorgeschrieben.

Sie erlauben die Weitergabe Ihrer Patienten-Daten
mit der **Einwilligungs-Erklärung Entlass-Management**.
Das ist das andere Dokument, das Sie heute bekommen haben:

Auf diesem Dokument können Sie auch
eine zusätzliche Einwilligung unterschreiben.
Damit darf das Kranken-Haus Ihre Patienten-Daten weitergeben
an Ihre Kranken-Kasse oder Pflege-Kasse.
Damit Ihr Entlass-Management auch von dort unterstützt werden kann.
Das ist zum Beispiel dann wichtig,
wenn Sie nach Ihrem Aufenthalt im Kranken-Haus
eine Kur in einer Reha-Klinik machen müssen.

Bitte beachten Sie:

Ihre Kranken-Kasse oder Pflege-Kasse dürfen Ihre Patienten-Daten
nur für die Unterstützung Ihres Entlass-Managements benutzen.
Nicht zu einem anderen Zweck.

Können Sie Ihre Einwilligung widerrufen?

Ja, natürlich:
Sie können die Einwilligung zur Weitergabe Ihre Patienten-Daten
jederzeit widerrufen, also rückgängig machen.
Für Ihren Widerruf gibt es 2 Möglichkeiten:
Schreiben Sie einfach einen Brief oder eine E-Mail an

1. das **Kranken-Haus**,
   wenn sie sich ganz gegen das Entlass-Management entscheiden.
2. Ihre **Kranken-Kasse** oder **Pflege-Kasse**,
   wenn Sie nicht möchten,
   dass Ihr Entlass-Management von diesen Stellen unterstützt wird.

Bitte beachten Sie:
Ihr Widerruf ist erst ab dem Tag gültig,
an dem Ihr Brief oder Ihre Email beim Kranken-Haus
oder Ihrer Kranken-Kasse oder Pflege-Kasse eintrifft.
Die Weitergabe Ihrer Patienten-Daten bis zu diesem Tag
bleibt rechtmäßig.

Entlass-Management durch andere Personen und Einrichtungen

Für manche Patientinnen und Patienten ist es gut,
wenn das Entlass-Management von einer Arzt-Praxis
oder einer anderen medizinischen Einrichtung übernommen wird. Das Kranken-Haus kann die Verantwortung für das Entlass-Management dann an diese Stellen abgeben.
Eine medizinische Einrichtung ist zum Beispiel ein Pflege-Heim.

Ihre Ärztin oder Ihr Arzt im Kranken-Haus informiert Sie in jedem Fall,
wenn diese Art von Entlass-Management für Sie geplant ist.
Außerdem darf das Kranken-Haus das Entlass-Management
nur dann an andere Personen oder Einrichtungen abgeben,
wenn Sie damit einverstanden sind.

Entlassung ohne Entlass-Management

Ihre Einwilligung für das Entlass-Management ist freiwillig.
Das bedeutet: Sie entscheiden selbst, ob Sie eine Unterstützung mit dem Entlass-Management möchten oder nicht.

Bitte beachten Sie:

Wenn Sie sich gegen das Entlass-Management entscheiden, dann kann dies große Nachteile für Sie haben.
Es können Pausen entstehen bei Ihrer medizinischen oder pflegerischen Versorgung oder Behandlung.
Zum Beispiel, wenn Sie Termine in einer Arzt-Praxis nicht rechtzeitig vereinbaren.
Oder, weil Sie einen Antrag bei Ihrer Kranken-Kasse oder Pflege-Kasse nicht rechtzeitig gestellt haben.
Und Sie deshalb erst später einen Anspruch auf Behandlung oder Pflege haben.

Weitere Informationen zum Entlass-Management

Bitte sprechen Sie uns gerne an,
wenn Sie noch Fragen zum Entlass-Management haben.
Sie können auch bei Ihrer Kranken-Kasse oder Pflege-Kasse nachfragen.
Dort gibt man Ihnen gerne weitere Informationen.

Unterschrift zur Patienten-Information Entlass-Management

Bitte bestätigen Sie mit Ihrer Unterschrift,
dass Sie die Information zum Entlass-Management bekommen haben.

Ort, Datum und Ihre Unterschrift:

____

Unterschrift und Adresse Ihrer rechtlichen Betreuerin
oder Ihres rechtlichen Betreuers:

____

Anlage 9

Einwilligung in das Entlassmanagement und die Datenverarbeitung[168]

Nur von gesetzlich krankenversicherten Patienten auszufüllen!

Der Inhalt dieses Formulars ist nach § 39 Abs. 1a, Satz 10 SGB V bundeseinheitlich verpflichtend.

[Briefkopf Krankenhausträger]

____
Name, Vorname des Patienten

____
Geburtsdatum des Patienten

____
Anschrift

1. Einwilligung in das Entlassmanagement und die damit verbundene Datenverarbeitung

Ich willige ein, dass das o.g. Krankenhaus für mich ein Entlassmanagement durchführt. Dabei geht es darum, für mich eine lückenlose Anschlussversorgung nach meinem Krankenhausaufenthalt zu gewährleisten. Zu diesem Zweck darf das Krankenhaus die erforderlichen personenbezogenen Daten verarbeiten. Dazu gehört unter anderem die Weitergabe der erforderlichen personenbezogenen Daten (z.B. die Diagnose, Angaben über die erforderliche Anschlussversorgung und die einzubindenden Nachsorgeinstitutionen) an meinen weiterbehandelnden Arzt und z.B. an Rehabilitationseinrichtungen, Pflegedienste oder Physiotherapeuten.

☐ Ja ☐ Nein

Angaben zu Ziffer 2 nur erforderlich, sofern unter Ziffer 1 „Ja“ angekreuzt wurde:

2. Einwilligung in die Unterstützung des Entlassmanagements durch die Kranken-/Pflegekasse und die damit verbundene Datenverarbeitung

Ich willige ein, dass das Krankenhaus meiner Kranken-/Pflegekasse ___________ die erforderlichen personenbezogenen Daten übermittelt, damit diese bei Bedarf das Entlassmanagement unterstützen kann. Dies kommt dann in Betracht, wenn bei Notwendigkeit einer Anschlussversorgung eine gemeinsame Organisation dieser Anschlussversorgung durch Krankenhaus und Krankenkasse erforderlich ist. Meine Kranken-/Pflegekasse darf die ihr vom Krankenhaus übermittelten erforderlichen Daten ausschließlich zum Zwecke der Unterstützung des Entlassmanagements verarbeiten und nutzen. Über meine Einwilligung hierzu informiert das Krankenhaus meine Kranken-/Pflegekasse.

☐ Ja ☐ Nein

Meine Einwilligung ist freiwillig. Ich kann sie jederzeit ganz oder teilweise ohne Angabe von Gründen schriftlich/elektronisch widerrufen. Willige ich nicht in das Entlassmanagement und die unter 1. und 2. genannten Punkte ein oder widerrufe ich meine Einwilligung, kann das dazu führen, dass Anschlussmaßnahmen möglicherweise nicht rechtzeitig eingeleitet werden oder beginnen. Der Widerruf gilt nur für die Zukunft.

_______________________ _______________________

Ort, Datum Unterschrift des Patienten

Ich handele als Vertreter mit Vertretungsmacht/gesetzlicher Vertreter/Betreuer

_______________________ _______________________

Name, Vorname des Vertreters Anschrift des Vertreters

____

Unterschrift des Vertreters

Anlage 9 ***Alternative Fassung – „Leichte Sprache"***[169]

Einwilligung in das Entlassmanagement und die Datenverarbeitung

[Briefkopf Krankenhausträger]

Einwilligungs-Erklärung zum Entlass-Management

in Leichter Sprache

Bitte beachten Sie:

Dieses Dokument ist nur dann für Sie wichtig,
wenn Sie eine gesetzliche Kranken-Versicherung haben.

Informationen über Sie

Diese Informationen müssen Sie eintragen,
damit Ihre Einwilligungs-Erklärung gültig ist.

Ihr Name: ______________________________

Ihr Vorname: ______________________________

Ihr Geburts-Datum: ______________________________

Ihre Adresse: ______________________________

1. Einwilligung für das Entlass-Management

Sie sollen bald aus dem Kranken-Haus entlassen werden.
Ihre Ärztin oder Ihr Arzt im Kranken-Haus hat entschieden,
dass Sie eine medizinische Anschluss-Behandlung
oder Pflege brauchen.
Das soll mit einem Entlass-Management organisiert werden.

Beim Entlass-Management muss das Kranken-Haus
Ihre Patienten-Daten weitergeben.
Zum Beispiel an Arzt-Praxen, Mitarbeiterinnen und Mitarbeiter
Ihrer Kranken-Kasse oder an Lieferanten von Hilfsmitteln.
Nur so kann die Zusammenarbeit mit diesen anderen Einrichtungen
oder Personen funktionieren.

Bitte kreuzen Sie hier an:

- Möchten Sie ein Entlass-Management?
- Und darf das Kranken-Haus dabei Ihre Patienten-Daten weitergeben?

☐ Ja

☐ Nein

Bitte beachten Sie:

Eine Entlassung aus dem Kranken-Haus ohne Entlass-Management
kann große Nachteile für Sie haben.
Ohne Entlass-Management können Pausen entstehen
in Ihrer medizinischen Behandlung.

2. Einwilligung für die Unterstützung Ihrer Krankenkasse oder Pflege-Kasse beim Entlass-Management

Bitte beachten Sie:

Füllen Sie diesen 2. Abschnitt nur dann aus,
wenn Sie beim 1. Abschnitt **Ja** angekreuzt haben.

Manchmal ist es notwendig,
dass Ihre Kranken-Kasse oder Pflege-Kasse
beim Entlass-Management mitarbeitet.
Und dafür Ihre Patienten-Daten vom Kranken-Haus bekommt.

Ihre Kranken-Kasse oder Pflege-Kasse darf Ihre Patienten-Daten
nur für die Unterstützung Ihres Entlass-Managements benutzen.
Nicht zu einem anderen Zweck.

Bitte kreuzen Sie hier an:
Erlauben Sie dem Krankenhaus,
dass es Ihre Patienten-Daten an Ihre Kranken-Kasse
oder Pflege-Kasse weitergibt?

☐ Ja

☐ Nein

Widerruf der Einwilligung und Entscheidung gegen das Entlass-Management

Ihre Einwilligung zum Entlass-Management und damit
zur Weitergabe Ihrer Patienten-Daten ist freiwillig.
Sie können diese Einwilligung jederzeit widerrufen,
also rückgängig machen.
Das müssen Sie schriftlich erledigen mit einem Brief oder einer Email.

Ihr Widerruf ist erst ab dem Tag gültig,
an dem Ihr Brief oder Ihre Email beim Kranken-Haus
oder Ihrer Kranken-Kasse oder Pflege-Kasse eintrifft.

Unterschrift für die Einwilligung zum Entlass-Management

Ort, Datum und Ihre Unterschrift:

____

Unterschrift und Adresse Ihrer rechtlichen Betreuerin
oder Ihres rechtlichen Betreuers:

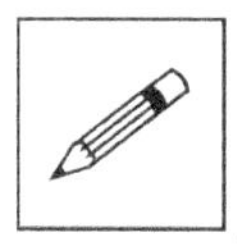

____

Mit Ihrer Unterschrift haben Sie das Dokument fertig ausgefüllt.
Geben Sie es bitte an eine Mitarbeiterin oder einen Mitarbeiter
im Krankenhaus zurück.

Wahlleistungsvereinbarung nebst Anlagen

Patienteninformation bei wahlärztlichen Leistungen

Wichtige Patienteninformation
vor der Vereinbarung wahlärztlicher Leistungen[170]

Information des

____
als Träger des Krankenhauses

____

gegenüber

____
Name, Vorname des Patienten

____
Geburtsdatum des Patienten

____
Anschrift

Sehr geehrte Patientin, sehr geehrter Patient,

Sie sind im Begriff, eine sogenannte Wahlleistungsvereinbarung über die gesonderte Berechnung ärztlicher Leistungen zu unterzeichnen. Hierfür ist gesetzlich vorgeschrieben, dass jeder Patient **vor** Abschluss der Vereinbarung über die Entgelte der Wahlleistungen und deren Inhalt im Einzelnen schriftlich zu unterrichten ist. Dieser Verpflichtung möchten wir hiermit nachkommen:

1. Die Bundespflegesatzverordnung bzw. das Krankenhausentgeltgesetz unterscheiden zwischen allgemeinen Krankenhausleistungen und Wahlleistungen

   Allgemeine Krankenhausleistungen sind die Krankenhausleistungen, die unter Berücksichtigung der Leistungsfähigkeit des Krankenhauses im Einzelfall nach Art und Schwere der Krankheit für die medizinisch zweckmäßige und ausreichende Versorgung des Patienten notwendig sind. Sofern Sie gesetzlich krankenversichert sind, entstehen Ihnen für die Inanspruchnahme der **allgemeinen Krankenhausleistungen** außer den gesetzlichen Zuzahlungen keine gesonderten Kosten.

   Wahlleistungen hingegen sind über die allgemeinen Krankenhausleistungen hinausgehende Sonderleistungen. Diese sind gesondert zu vereinbaren und **vom Patienten zu bezahlen.**

2. Für sogenannte **wahlärztliche Leistungen** bedeutet dies, dass Sie sich damit die persönliche Zuwendung und besondere fachliche Qualifikation und Erfahrung der liquidationsberechtigten Ärzte des Krankenhauses einschließlich der von diesen Ärzten veranlassten Leistungen von Ärzten und ärztlich geleiteten Einrichtungen außerhalb des Krankenhauses hinzukaufen. Dies gilt auch, soweit die wahlärztlichen Leistungen vom Krankenhaus berechnet werden.

   Selbstverständlich werden Ihnen auch ohne Abschluss der Wahlleistungsvereinbarung alle medizinisch erforderlichen Leistungen zuteil, jedoch richtet sich dann die Person des behandelnden Arztes ausschließlich nach der medizinischen Notwendigkeit.

3. Im Einzelnen richtet sich die konkrete Abrechnung nach den Regeln der **amtlichen Gebührenordnung** für Ärzte/Gebührenordnung für Zahnärzte (GOÄ/GOZ). Diese Gebührenwerke weisen folgende Grundsystematik auf:

   In einer ersten Spalte wird die abrechenbare Leistung mit einer Gebührenziffer versehen. Dieser Gebührenziffer ist in einer zweiten Spalte die verbale Beschreibung der abrechenbaren Leistungen zugeordnet. In einer dritten Spalte wird die Leistung mit einer Punktzahl bewertet. Dieser Punktzahl ist ein für die ganze GOÄ einheitlicher Punktwert zugeordnet, welcher in Cent ausgedrückt ist. Der derzeit gültige Punktwert liegt gemäß § 5 Abs. 1 GOÄ bei 5,82873 Cent.

   Aus der Multiplikation von Punktzahlen und Punktwert ergibt sich der Preis für diese Leistung, welcher in einer Spalte 4 der GOÄ ausgewiesen ist.

   Beispiel:

Ziffer	Leistungsbeschreibung	Punktzahl	Preis (Einfachsatz), gerundet
1	Beratung – auch mittels Fernsprecher –	80	4,66 €

   Bei dem so festgelegten Preis handelt es sich um den sogenannten GOÄ-Einfachsatz. Dieser Einfachsatz kann sich durch Steigerungsfaktoren erhöhen. Diese berücksichtigen die Schwierigkeit und den Zeitaufwand der einzelnen Leistung oder die Schwierigkeit des Krankheitsfalles. Innerhalb des normalen Gebührenrahmens gibt es Steigerungssätze zwischen dem Einfachen und dem 3,5fachen des Gebührensatzes, bei technischen Leistungen zwischen dem Einfachen und dem 2,5fachen des Gebührensatzes und bei Laborleistungen zwischen dem Einfachen und dem 1,3fachen des Gebührensatzes. Der Mittelwert liegt für technische Leistungen bei 1,8, für Laborleistungen bei 1,15 und für alle anderen Leistungen bei 2,3. Daneben werden die Gebühren gemäß § 6a GOÄ um 25 % bzw. 15 % gemindert.

Welche Gebührenpositionen bei Ihrem Krankheitsbild zur Abrechnung gelangen und welche Steigerungssätze angewandt werden, lässt sich nicht vorhersagen. Hierfür kommt es darauf an, welche Einzelleistungen im Fortgang des Behandlungsgeschehens konkret erbracht werden, welchen Schwierigkeitsgrad die Leistungen besitzen und welchen Zeitaufwand sie erfordern.

Insgesamt kann die Vereinbarung wahlärztlicher Leistungen eine nicht unerhebliche finanzielle Belastung bedeuten. Prüfen Sie bitte, ob Ihre private Krankenversicherung/Beihilfe oder Ihre gesetzliche Krankenversicherung über einen besonderen Wahltarif nach § 53 SGB V etc. diese Kosten deckt.

Sehr geehrte Patientin, sehr geehrter Patient,

sollten Sie zu Einzelheiten noch ergänzende Fragen haben, stehen Ihnen folgende Mitarbeiter unseres Krankenhauses hierfür gerne zur Verfügung:

____

Gleichzeitig können Sie dort auch jederzeit Einsicht in die GOÄ/GOZ nehmen.

________________	____________________________
Datum	Unterschrift des Krankenhausmitarbeiters[17]
	____________________________
	Unterschrift des Patienten

Wahlleistungsvereinbarung[172]

zwischen

____

Name, Vorname des Patienten — Geburtsdatum

____

Postleitzahl — Wohnort des Patienten — Straße und Haus-Nr.

und

____

als Träger des Krankenhauses

über die Gewährung der nachstehenden angekreuzten

gesondert berechenbaren Wahlleistungen[173]

( ) die **ärztlichen Leistungen** aller an der Behandlung beteiligten angestellten und beamteten Ärzte des Krankenhauses, soweit diese zur gesonderten Berechnung ihrer Leistungen berechtigt sind, einschließlich der von diesen Ärzten veranlassten Leistungen von Ärzten oder ärztlich geleiteten Einrichtungen außerhalb des Krankenhauses. Dies gilt auch, soweit die wahlärztlichen Leistungen vom Krankenhaus berechnet werden; die Liquidation erfolgt nach der GOÄ/GOZ in der jeweils gültigen Fassung.[174]

Für den Fall der unvorhergesehenen Verhinderung[175] des Wahlarztes der jeweiligen Fachabteilung bin ich mit der Übernahme seiner Aufgaben durch seinen nachfolgend benannten ständigen ärztlichen Vertreter[176] einverstanden:

Fachabteilung[177]	**Wahlarzt**	**Ständiger ärztlicher Vertreter**
Chirurgie	Dr. med. ...	Dr. med. ...
Innere Medizin	Dr. med. ...	Dr. med. ...
Gynäkologie	Dr. med. ...	Dr. med. ...
...	...	...
...	...	...

( ) Unterbringung in einem **1-Bett-Zimmer** nach Maßgabe der folgenden Leistungsbeschreibung[178]:

Fachabteilung	**Komfortmerkmale**	**Preis pro Berechnungstag**
Chirurgie	Separates WC, separate Dusche, Komfortbetten, Kühlschrank, Farbfernseher, Balkon, Wahlverpflegung, Tageszeitung, Programmzeitschrift ...	____ €
Innere Medizin	Separates WC, Besucherecke, Schreibtisch, Kühlschrank, Telefon, ...	____ €
Gynäkologie	Komfortbetten, Rollos, Safe, Farbfernseher, Videogerät, Audioanlage, ...	____ €
...		

( ) Ich wünsche für einen Zeitraum von maximal vier Tagen die Reservierung bzw. das Freihalten des von mir gebuchten 1-Bett-Zimmers für den Fall, dass ich das Zimmer vorübergehend nicht nutzen kann (z.B. bei einem Aufenthalt im Kreißsaal oder auf der Intensivstation). Während der Zeit der Reservierung/des Freihaltens, in welcher das Zimmer nicht anderweitig belegt wird, berechnet das Krankenhaus einen um 25 % geminderten Zimmerpreis, mindestens jedoch ____ €.[179]

( ) Unterbringung in einem **2-Bett-Zimmer** nach Maßgabe der folgenden Leistungsbeschreibung.[180]

Fachabteilung	Komfortmerkmale	Preis pro Berechnungstag
Chirurgie	Separates WC, separate Dusche, Komfortbetten, Kühlschrank, Farbfernseher, Balkon, Wahlverpflegung, Tageszeitung, Programmzeitschrift ...	____ €
Innere Medizin	Separates WC, Besucherecke, Schreibtisch, Kühlschrank, Telefon, ...	____ €
Gynäkologie	Komfortbetten, Rollos, Safe, Farbfernseher, Videogerät, Audioanlage, ...	____ €
...		

( ) Unterbringung und Verpflegung einer Begleitperson ___ € Entgelt je Berechnungstag

( ) ______________________________________[181]

( ) ______________________________________

( ) medizinische Wahlleistungen[182]

____

____

Hinweise:

- Die Wahlleistungsvereinbarung erstreckt sich über den gesamten Behandlungsfall, auch wenn dieser unterbrochen wird.[183]
- Die zwischen dem Krankenhaus und dem Patienten vereinbarten gesondert berechenbaren Wahlleistungen werden im Rahmen der personellen und sächlichen Möglichkeiten des Krankenhauses erbracht, soweit dadurch die allgemeinen Krankenhausleistungen nicht beeinträchtigt werden.

- In Entbindungsfällen erstreckt sich die Inanspruchnahme von Wahlleistungen durch die Mutter nicht auf das Neugeborene. Für das Neugeborene bedarf es einer gesonderten Wahlleistungsvereinbarung.

- Das Krankenhaus kann den Abschluss einer Wahlleistungsvereinbarung bei Patienten, welche die Kosten einer früheren Krankenhausbehandlung nicht bzw. trotz Fälligkeit verspätet gezahlt haben, ablehnen.

- Das Krankenhaus kann die Erbringung von Wahlleistungen sofort vorübergehend einstellen, soweit und solange dies für die Erbringung der allgemeinen Krankenhausleistungen gegenüber anderen Patienten erforderlich wird; im Übrigen kann die Vereinbarung vom Patienten an jedem Tag zum Ende des folgenden Tages gekündigt werden; aus wichtigem Grund kann die Vereinbarung von beiden Teilen ohne Einhaltung einer Frist gekündigt werden.[184]

- In den Belegabteilungen sind vom Patienten gewünschte Vereinbarungen über die ärztlichen Leistungen der Belegärzte, der Konsiliarärzte oder der fremden ärztlich geleiteten Einrichtungen – auch wenn bereits Wahlleistungen mit dem Krankenhaus vereinbart wurden – nicht mit dem Krankenhaus, sondern unmittelbar mit dem Belegarzt oder dem Konsiliararzt oder der fremden Einrichtung zu treffen.

- Sofern Wahlleistungen vereinbart worden sind, können seitens des Krankenhauses sowohl angemessene Vorauszahlungen als auch angemessene Abschlagszahlungen verlangt werden.

- Bei der Inanspruchnahme der Wahlleistung „ärztliche Leistungen" kann die Wahl nicht auf einzelne liquidationsberechtigte Ärzte des Krankenhauses beschränkt werden (§ 17 Abs. 3 KHEntgG). Eine Vereinbarung über wahlärztliche Leistungen erstreckt sich auf alle an der Behandlung des Patienten beteiligten angestellten und beamteten Ärzte des Krankenhauses, soweit diese zur gesonderten Berechnung ihrer Leistungen im Rahmen der vollstationären und teilstationären sowie einer vor- und nachstationären Behandlung (§ 115a des Fünften Buches Sozialgesetzbuch) berechtigt sind, einschließlich der von diesen Ärzten veranlassten Leistungen von Ärzten und ärztlich geleiteten Einrichtungen außerhalb des Krankenhauses. Dies gilt auch, soweit das Krankenhaus selbst wahlärztliche Leistungen berechnet.[185]

- Die gesondert berechenbaren ärztlichen Leistungen werden, auch soweit sie vom Krankenhaus berechnet werden, vom Wahlarzt der Fachabteilung oder der ärztlich geleiteten Einrichtungen persönlich oder unter der Aufsicht des Wahlarztes nach fachlicher Weisung von einem nachgeordneten Arzt der Abteilung bzw. des Instituts (§ 4 Abs. 2 S. 1 GOÄ/GOZ) oder von dem ständigen ärztlichen Vertreter (§ 4 Abs. 2 S. 3 GOÄ/GOZ) erbracht. Eine Durchführung von Leistungen unter Aufsicht des Wahlarztes nach fachlicher Weisung kann auch durch nichtärztliche Mitarbeiter erfolgen (z.B. nichtärztliche Therapeuten in den Fachrichtungen Psychiatrie, Psychotherapie und Psychosomatik).[186]

Hinweis:
Für die Inanspruchnahme der oben genannten Wahlleistungen besteht kein gesetzlicher Krankenversicherungsschutz. Bei der Inanspruchnahme von Wahlleistungen ist der Patient als Selbstzahler zur Entrichtung des Entgelts verpflichtet. Prüfen Sie bitte, ob Ihre private Krankenversicherung/Beihilfe oder Ihre gesetzliche Krankenversicherung über einen besonderen Wahltarif nach § 53 SGB V, etc. diese Kosten deckt.

____
Ort, Datum

______________________________ ______________________________
Unterschrift des Patienten Unterschrift des Krankenhausmitarbeiters[187]

Ich handele als Vertreter mit Vertretungsmacht/gesetzlicher Vertreter/Betreuer[188]

____
Name, Vorname des Vertreters Anschrift des Vertreters

____
Unterschrift des Vertreters

Anlage 1

Vereinbarung[189]
für den Fall vorhersehbarer Verhinderung des Wahlarztes

zwischen

____
Name, Vorname des Patienten

____
Geburtsdatum des Patienten

____
Anschrift

und

____
als Träger des Krankenhauses

____

Ich wünsche die Inanspruchnahme wahlärztlicher Leistungen. Heute, am ____________ bin ich um ____________ Uhr in einem Gespräch durch den Krankenhausmitarbeiter Frau/Herr ____________ darüber informiert worden, dass der Wahlarzt der Fachabteilung, Frau/Herr ____________ zu dem geplanten Behandlungstermin verhindert ist und deshalb die bei mir vorgesehene Behandlung nicht persönlich durchführen kann.

Ich bin darüber aufgeklärt worden, dass ich angesichts dieser Situation die Wahl habe, die vorgesehene stationäre ärztliche Behandlung

- bis zur Rückkehr oder bis zu dem Wegfall der Verhinderung des Wahlarztes zu verschieben,
- künftig insgesamt als allgemeine Krankenhausleistung, d.h. ohne Inanspruchnahme wahlärztlicher Leistungen grundsätzlich durch den jeweiligen diensthabenden Arzt durchführen zu lassen,
- durch den ständigen ärztlichen Vertreter von Frau/Herrn ____________ [Name des Wahlarztes], Frau/Herrn ____________ [Name des ständigen ärztlichen Vertreters] durchführen zu lassen.

In Kenntnis dieser Möglichkeiten habe ich mich dazu entschlossen, die stationäre ärztliche Behandlung durch den ständigen ärztlichen Vertreter des Wahlarztes durchführen zu lassen mit der Folge, dass von mir ein wahlärztliches Honorar in gleicher Weise wie im Falle der persönlichen Leistungserbringung durch diese/diesen selbst zu entrichten ist.

Diese Vereinbarung ergänzt die Wahlleistungsvereinbarung vom ______________

____
Ort, Datum

____
Unterschrift des Patienten

____
Unterschrift des Krankenhausmitarbeiters

Ich handele als Vertreter mit Vertretungsmacht/gesetzlicher Vertreter/Betreuer[190]

____
Name, Vorname des Vertreters

Anschrift des Vertreters

____
Unterschrift des Vertreters

Anlage 2

Einwilligung zur Datenübermittlung an eine externe Abrechnungsstelle

[Briefkopf Krankenhausträger]

Einwilligung zur Datenübermittlung an eine externe Abrechnungsstelle nach Art. 6 Abs. 1a, Art. 9 Abs. 2a, h, Abs. 3, Abs. 4 DS-GVO / § 6 Ziff. 2, § 13 Abs. 2 Ziff. 1, Ziff. 8, Abs. 3 DSG-EKD / § 6 Abs. 1b, § 11 Abs. 2a, h KDG[191] i.V.m. § 17 Abs. 3 S. 6 KHEntgG

Ich, ______________________________ [*Vorname, Name des Patienten*],
geboren am: ______________________________ [*Geburtsdatum*],
wohnhaft in: ______________________________ [*Anschrift*]

habe mich mit Abschluss der Wahlleistungsvereinbarung vom ____________ für die Erbringung wahlärztlicher Leistungen entschieden. Mir ist bekannt, dass das Krankenhaus die

____
(Nennung der externen Abrechnungsstelle)

mit der Durchführung der Abrechnung der wahlärztlichen Leistungen beauftragt hat. Dazu ist die Angabe und Übermittlung meiner zur Abrechnung notwendigen persönlichen Behandlungsdaten, wie

- Name,
- Anschrift,
- Geburtsdatum,
- Behandlungstage,
- erbrachte Leistungen nach den Gebührenordnungen (GOÄ/GOZ) und dazugehörige Diagnosen

erforderlich. Die Mitarbeiter der Abrechnungsstelle unterliegen der Schweigepflicht und den Bestimmungen des Datenschutzes.

Ich bin damit einverstanden, dass das Krankenhaus der externen Abrechnungsstelle diese Daten zum Zwecke der Abrechnung der wahlärztlichen Leistungen übermittelt.

Die Einwilligung ist freiwillig. Sofern keine Einwilligung erteilt wird, entstehen hieraus keine Nachteile.

Sie haben jederzeit die Möglichkeit, Ihre Einwilligung ohne Angabe von Gründen zu widerrufen. Im Falle des Widerrufs findet keine weitere Datenübermittlung zwischen der Abrechnungsstelle und dem Krankenhaus statt. Diese Widerrufserklärung ist an den Krankenhausträger zu richten. Ihr Widerruf gilt allerdings erst ab dem Zeitpunkt, zu dem dieser dem Krankenhausträger zugeht. Er hat keine Rückwirkung. Die Verarbeitung Ihrer Daten bis zu diesem Zeitpunkt bleibt rechtmäßig.

_______________________ _______________________

(Ort und Datum) (Unterschrift des Patienten)

Behandlungsvertrag und AVB für ambulante Operationsleistungen und stationsersetzende Eingriffe

Behandlungsvertrag[192] über ambulante Operationsleistungen und stationsersetzende Eingriffe

zwischen

____
Name, Vorname des Patienten[193]

____
Geburtsdatum des Patienten

____
Anschrift

und

____
als Träger des Krankenhauses

____

über ambulante Operationsleistungen und stationsersetzende Eingriffe zu den in den AVB des Krankenhauses vom ____________ niedergelegten Bedingungen.

Hinweis:

Sofern kein gesetzlicher Krankenversicherungsschutz vorhanden ist, besteht nach Maßgabe der jeweils geltenden gesetzlichen Vorschriften keine Leistungspflicht eines öffentlich-rechtlichen Kostenträgers (z.B. Krankenkassen etc.). In diesen Fällen ist der Patient als Selbstzahler zur Entrichtung des Entgelts für die Krankenhausleistungen verpflichtet.

____
Ort, Datum

____
Unterschrift des Patienten

____
Unterschrift des Krankenhausmitarbeiters

Ich handele als Vertreter mit Vertretungsmacht/gesetzlicher Vertreter/Betreuer[194]

____
Name, Vorname des Vertreters

Anschrift des Vertreters

____
Unterschrift des Vertreters

Empfangsbekenntnis[195]

Ich habe jeweils eine Ausfertigung

[ ] des Behandlungsvertrages

[ ] der Allgemeinen Vertragsbedingungen (AVB)

[ ] der Information gegenüber Patienten in Institutsambulanzen/MVZ auf der Grundlage der Art. 12 ff. DS-GVO / §§ 16 ff. DSG-EKD / §§ 14 ff. KDG

[ ] der Information für Kostenerstattungspatienten nach § 13 Abs. 2 SGB V

erhalten.

____________________ __________________________________

Datum Unterschrift

Anlage

Allgemeine Vertragsbedingungen (AVB) für ambulante Operationsleistungen und stationsersetzende Eingriffe

für

das/die_________________________________ Krankenhaus/Krankenhäuser

des/der_________________________________ (Krankenhausträger)

Stand: ________

§ 1 Geltungsbereich

Die AVB gelten, soweit nichts anderes vereinbart ist, für die vertraglichen Beziehungen[196] zwischen

____

und Patienten bei ambulanten Operationen und stationsersetzenden Eingriffen.

§ 2 Rechtsverhältnis

Die Rechtsbeziehungen zwischen dem Krankenhaus und dem Patienten sind privatrechtlicher Natur.

§ 3 Umfang der Leistungen bei ambulanten Operationen und stationsersetzenden Eingriffen

(1) Das Vertragsangebot des Krankenhauses erstreckt sich nur auf diejenigen Leistungen, für die das Krankenhaus im Rahmen seiner medizinischen Zielsetzung personell und sachlich ausgestattet ist.

(2) Die Verpflichtung des Krankenhauses beginnt nach Maßgabe des § 115b SGB V mit der Vereinbarung des Behandlungsvertrages und endet mit Abschluss der Nachsorge durch das Krankenhaus. Eine notwendige ärztliche Behandlung außerhalb des Krankenhauses wird durch den vertragsärztlichen Bereich erbracht und ist nicht Gegenstand der Krankenhausleistungen.

§ 4
Entgelte

(1) Bei der Behandlung von Patienten, die bei einer gesetzlichen Krankenkasse versichert sind, werden die erbrachten Leistungen auf der Grundlage des einheitlichen Bewertungsmaßstabs (EBM) gegenüber der Krankenkasse berechnet. Diese Abrechnungsgrundlage gilt auch bei Patienten, bei denen andere Sozialleistungsträger für die Kosten der Behandlung aufkommen.

(2) Bei selbstzahlenden Patienten rechnet das Krankenhaus die erbrachten Leistungen nach ____________ ab.[197]

(3) Die Abs. 1 und 2 gelten nicht, wenn der Patient an demselben Tag in unmittelbarem Zusammenhang mit der ambulanten Operation/stationsersetzenden Leistung stationär aufgenommen wird. In diesem Fall erfolgt die Vergütung nach Maßgabe des Krankenhausentgeltgesetzes bzw. der Bundespflegesatzverordnung.

§ 5
Abrechnung des Entgelts bei Selbstzahlern

(1) Nach Beendigung der Behandlung wird eine Rechnung erstellt.

(2) Die Nachberechnung von Leistungen, die in der Schlussrechnung nicht enthalten sind, und die Berichtigung von Fehlern bleiben vorbehalten.[198]

(3) Der Rechnungsbetrag wird mit Zugang der Rechnung fällig.

(4) Bei Zahlungsverzug können Verzugszinsen in Höhe von fünf Prozentpunkten über dem Basiszinssatz pro Jahr (§ 288 Abs. 1 BGB) berechnet werden; darüber hinaus können Mahngebühren in Höhe von Euro _____ berechnet werden, es sei denn, der Patient weist nach, dass kein oder ein wesentlich geringerer Schaden entstanden ist.[199]

(5) Eine Aufrechnung mit bestrittenen oder nicht rechtskräftig festgestellten Forderungen ist ausgeschlossen.

(6) Legen Selbstzahler eine Kostenzusage einer privaten Krankenversicherung zugunsten des Krankenhauses vor oder macht der Patient von der Möglichkeit einer direkten Abrechnung zwischen dem Krankenhaus und dem privaten Krankenversicherungsunternehmen Gebrauch, werden Rechnungen unmittelbar gegenüber der privaten Krankenversicherung erteilt. Voraussetzung für eine solche Direktabrechnung ist, dass der Versicherte seine ausdrückliche Einwilligung in eine entsprechende Übermittlung der Abrechnungsdaten erklärt.[200]

§ 6
Aufklärung und Mitwirkungspflicht des Patienten

Ambulante Operationen und stationsersetzende Leistungen werden nur nach Aufklärung des Patienten über die Bedeutung und Tragweite des Eingriffs und nach seiner Einwilligung vorgenommen. Der Patient hat die erforderlichen Angaben zu machen, die der Krankenhausarzt zur Beurteilung der Durchführbarkeit der geplanten ambulanten Operation benötigt.

§ 7
Aufzeichnung und Daten

(1) Krankengeschichten, insbesondere Krankenblätter, Untersuchungsbefunde, Röntgenaufnahmen und andere Aufzeichnungen sind Eigentum des Krankenhauses.[201]

(2) Patienten haben in der Regel keinen Anspruch auf Herausgabe der Originalunterlagen. Abweichende gesetzliche Regelungen bleiben hiervon unberührt.[202]

(3) Das Recht des Patienten oder eines von ihm Beauftragten auf Einsicht in die Aufzeichnungen, auf Überlassung von Kopien, auch in Form von elektronischen Abschriften, auf seine Kosten und die Auskunftspflicht des behandelnden Krankenhausarztes bleiben unberührt.

(4) Die Verarbeitung der Daten einschließlich ihrer Weitergabe erfolgt unter Beachtung der gesetzlichen Regelungen, insbesondere der Bestimmungen über den Datenschutz, der ärztlichen Schweigepflicht und des Sozialgeheimnisses.

§ 8
Hausordnung

Der Patient hat die vom Krankenhaus erlassene Hausordnung zu beachten.[203]

§ 9
Eingebrachte Sachen

(1) In das Krankenhaus sollen nur die notwendigen Kleidungsstücke und Gebrauchsgegenstände eingebracht werden.

(2) Geld und Wertsachen werden bei der Verwaltung in für das Krankenhaus zumutbarer Weise verwahrt.[204]

(3) Zurückgelassene Sachen gehen in das Eigentum des Krankenhauses über, wenn sie nicht innerhalb von 12 Wochen nach Aufforderung abgeholt werden.[205]

(4) Im Falle des Absatzes 3 wird in der Aufforderung ausdrücklich darauf verwiesen, dass auf den Herausgabeanspruch verzichtet wird mit der Folge, dass die zurückgelassenen Sachen nach Ablauf der Frist in das Eigentum des Krankenhauses übergehen.

§ 10
Haftungsbeschränkung[206]

(1) Für den Verlust oder die Beschädigung von eingebrachten Sachen, die in der Obhut des Patienten bleiben, oder von Fahrzeugen des Patienten, die auf dem Krankenhausgrundstück oder auf einem vom Krankenhaus bereitgestellten Parkplatz abgestellt sind, haftet der Krankenhausträger nur bei Vorsatz und grober Fahrlässigkeit; das gleiche gilt bei Verlust von Geld und Wertsachen, die nicht der Verwaltung zur Verwahrung übergeben wurden.

(2) Haftungsansprüche wegen Verlust oder Beschädigung von Geld und Wertsachen, die durch die Verwaltung verwahrt wurden sowie für Nachlassgegenstände, die sich in der Verwahrung der Verwaltung befunden haben, müssen innerhalb einer Frist von drei Monaten nach Erlangung der Kenntnis von dem Verlust oder der Beschädigung schriftlich geltend gemacht werden; die Frist beginnt frühestens mit der Entlassung des Patienten.

§ 11[207]
Zahlungsort

Der Zahlungspflichtige hat seine Schuld auf seine Gefahr und seine Kosten in ____________________ zu erfüllen.

§ 12
Inkrafttreten

Diese AVB treten am __________ in Kraft.

Erläuterungen

Erläuterungen zu allen Behandlungsverträgen, AVB und der Wahlleistungsvereinbarung

1 Nach Art. 3 Abs. 1 der Verordnung (EG) Nr. 593/2008 über das auf vertragliche Schuldverhältnisse anzuwendende Recht (ROM I-VO) kann der Krankenhausträger mit dem Patienten ausdrücklich vereinbaren, dass der gesamte Vertrag deutschem Recht unterliegt. In der Regel ist eine derartige ausdrückliche Rechtswahlklausel in AVB auch bei ausländischen Patienten jedoch entbehrlich, weil Dienstleistungsverträge dem Recht des Staates unterliegen, in dem der Dienstleister seinen gewöhnlichen Aufenthalt hat (Art. 4 Abs. 1b ROM I-VO); bei Krankenhausbehandlungen ist dies in der Regel am Ort des Krankenhauses. Ausnahmen können sich jedoch z.B. dann ergeben, wenn Patienten im Ausland angeworben werden und/oder es dort zu vorbereitenden Vertragshandlungen kommt. In diesen Fällen kann es ratsam sein, vertraglich die Geltung deutschen Rechts vorzusehen. Hierfür sollte vor der Unterschriftenzeile der Satz aufgenommen werden: „Dieser Vertrag unterliegt deutschem Recht."

2 Die Konfessionszugehörigkeit kann sowohl im Patientenstammblatt als auch bereits im Behandlungsvertrag angegeben werden; im letztgenannten Fall ist eine im Text des Behandlungsvertrages zu ergänzende Spalte „Konfessionszugehörigkeit" mit einer Fußnote zu versehen: „Diese Angabe ist freiwillig; sie dient der Unterrichtung des Seelsorgers."

3 Voraussetzung dafür, rechtsverbindliche Erklärungen rechtswirksam abgeben zu können, ist die sog. Geschäftsfähigkeit. Ist eine Person nicht geschäftsfähig, bedarf sie eines gesetzlichen Vertreters, der für sie handelt bzw. ihrem Handeln zustimmt, z.B. Eltern für ihr Kind.

Ein Vertreter mit Vertretungsmacht haftet nicht für das abgeschlossene Rechtsgeschäft. Liegt allerdings keine Vertretungsmacht vor, haftet der Vertreter dem Krankenhausträger gegenüber auf Schadensersatz. Daher ist es wichtig, sowohl den Namen als auch die Anschrift des Vertreters festzuhalten.

Darüber hinaus besteht bei Minderjährigen die Möglichkeit, den Vertrag mit den Eltern zugunsten des Kindes zu schließen (sog. Vertrag zugunsten Dritter). Hierfür sollten in das Rubrum des Behandlungsvertrages die Namen der Eltern aufgenommen werden. Der eigentliche Text des Vertrages ist dann um den Zusatz *„zugunsten des ________ [Name des Kindes] ..."* zu ergänzen.

4 Das Empfangsbekenntnis muss deutlich vom übrigen Vertragstext getrennt sein und gesondert unterschrieben werden.

5 Siehe Erläuterung 1

[6] Siehe Erläuterung 2

[7] Dies gilt nicht in den Fällen, in denen Krankenhaus und Belegarzt auf Honorarbasis nach §§ 121 Abs. 5 SGB V i.V.m. 18 Abs. 3 KHEntgG kooperieren. In diesen Fällen sollte **der vorangehende Satz** im Behandlungsvertrag wie folgt formuliert werden:

„Die Leistungen des Belegarztes werden vom Krankenhaus vergütet. Die vom Belegarzt hinzugezogenen Ärzte bzw. ärztlich geleiteten Einrichtungen außerhalb des Krankenhauses berechnen ihre Leistungen gesondert.“

[8] Siehe Erläuterung 3

[9] Siehe Erläuterung 4

[10] Das vorliegende Muster Allgemeiner Vertragsbedingungen orientiert sich an der aus dem SGB V, KHG, KHEntgG, BPflV und BGB resultierenden Rechtslage. Bei einer individuellen Anpassung an die Situation des einzelnen Krankenhauses vor Ort müssen insbesondere die zwischen den Landesverbänden der Krankenkassen und den Verbänden der Ersatzkassen mit der jeweiligen Landeskrankenhausgesellschaft geschlossenen zweiseitigen Verträge nach § 112 SGB V sowie die zusätzlich mit den kassenärztlichen Vereinigungen geschlossenen dreiseitigen Verträge nach § 115 SGB V beachtet werden. Diese Verträge konkretisieren z.T. die gesetzlichen Regelungen und stellen unmittelbar verbindliches Recht dar.

[11] Hier sind die Namen der Krankenhäuser einzusetzen, die nach dem Willen des Krankenhausträgers unter den Geltungsbereich dieser AVB fallen sollen. Wenn mehrere räumlich getrennte Krankenhauskomplexe organisatorisch und wirtschaftlich zu einem Krankenhaus zusammengefasst sind, empfiehlt es sich, hier nur den Namen des zu einer Einheit zusammengefassten Krankenhauses einzusetzen, jedoch in einem Klammerzusatz die einzelnen Betriebsteile – möglichst mit Adressenangabe – aufzuführen.

[12] Wird die Einbeziehung von Regelungen der AVB auch in das zwischen Krankenhausträger und Begleitperson des Patienten bestehende Vertragsverhältnis gewünscht, wird empfohlen, mit der Begleitperson eine gesonderte schriftliche Vereinbarung zu schließen und die die Begleitperson betreffenden Regelungen (insbesondere §§ 4, 13, 14, 15 und 16 AVB) anzupassen und in die Vereinbarung aufzunehmen.

[13] Die AVB sind als Anlage zum schriftlichen Behandlungsvertrag vorgesehen. Dies ist aus beweisrechtlichen Gründen die beste Vorgehensweise. Anders als die Wahlleistungsvereinbarung kann der Behandlungsvertrag jedoch nicht nur schriftlich, sondern auch mündlich oder stillschweigend abgeschlossen werden. Wird kein schriftlicher Behandlungsvertrag abgeschlossen, schließt dies den

wirksamen Einbezug der AVB nicht von Vornherein aus. So können die AVB auch bei Fehlen eines schriftlichen Behandlungsvertrags dem Patienten ausgehändigt werden, wobei dies aus beweisrechtlichen Gründen am Besten im Rahmen des Empfangsbekenntnisses vom Patienten bestätigt werden sollte. Ein wirksamer Einbezug ist grundsätzlich auch durch deutlich sichtbaren Aushang möglich. Dies setzt aber voraus, dass der Patient bei Vertragsschluss hierauf ausdrücklich hingewiesen wird, was sich ohne einen schriftlichen Vertrag schwer nachweisen lässt.

14 Wegen der bei der Aufnahme in das Krankenhaus vom Patienten abzugebenden Erklärungen siehe das beigefügte Muster eines Behandlungsvertrages und eines Empfangsbekenntnisses.

15 Im Anwendungsbereich der Bundespflegesatzverordnung (BPflV) gilt diese Aussage uneingeschränkt, § 2 Absatz 2 Satz 3 BPflV.

16 Ausgangspunkt ist ein gespaltenes Vertragsverhältnis:

- Vertrag zwischen Belegarzt und Patient über belegärztliche Leistungen
- Vertrag zwischen Krankenhaus und Patient über allgemeine Krankenhausleistungen im Sinne von § 2 BPflV / § 2 KHEntgG.

17 Die hier aufgeführten Hilfsmittel werden den Patienten i.d.R. von den Krankenkassen zur Verfügung gestellt. Spezielle Regelungen in den Landesverträgen nach § 112 Abs. 2 Nr. 1 SGB V sind zu beachten.

18 Ggf. abweichende landesrechtliche Regelungen z.B. in Bestattungsgesetzen, etc., welche die Leichenschau und die Ausstellung einer Todesbescheinigung explizit den Krankenhausleistungen zuordnen, sind zu beachten.

19 Während früher stets streitig war, wer für die Kosten des hinzugezogenen – für die Durchführung der Behandlung notwendigen – **fremdsprachlichen Dolmetschers** aufkommen musste, ist dies seit Inkrafttreten des Patientenrechtegesetzes (Gesetz zur Verbesserung der Rechte von Patientinnen und Patienten vom 20. Februar 2013, BGBl. Nr. 9, S. 277) am 26. Februar 2013 geklärt. Die Gesetzesbegründung zu § 630e (Bundestags-Drucksache 17/10488 vom 15.08.2012, B. Besonderer Teil, Zu Artikel 1, Zu Nummer 4, Zu § 630e) geht unmissverständlich davon aus, dass die diesbezüglich entstehenden Kosten vom Patienten zu tragen sind.

Die Frage, wer die Kosten im Rahmen des Einsatzes eines **Gebärdendolmetschers** zu tragen hat, war in der Vergangenheit höchst umstritten. Während die Krankenkassen die Auffassung vertreten hatten, dass diese Kosten bereits pauschal in den DRG-Fallpauschalen einkalkuliert seien, hat der Krankenhausbereich die Auffassung vertreten, dass die Krankenkassen diese Kosten gesondert tragen müssen. Durch das Gesetz für bessere und unabhängigere Prüfungen (MDK-Reformgesetz) vom 14.12.2019 (BGBl. 2019 Teil I Nr. 51, S. 2789) hat der Gesetzgeber nunmehr klare Regelungen getroffen. So ist in **§ 2 Absatz 2 Satz 3 KHEntgG** die Neuregelung aufgenommen worden, dass *„[...] bei der Krankenhausbehandlung von Menschen mit Hörbehinderung Leistungen der Dolmetscherassistenz zum Ausgleich der behinderungsbedingten Kommunikationsbeeinträchtigungen“* nicht zu den Krankenhausleistungen nach § 2 Absatz 2 Satz 2 Nummer 2 KHEntgG gehören. Damit gilt für die Abrechnung der Kosten von Gebärdensprachdolmetschern, dass diese von den Krankenkassen und den Unternehmen der privaten Krankenversicherung zu finanzieren sind. Die Leistungen werden aus den allgemeinen Krankenhausleistungen ausgegliedert und die Vergütung erfolgt eindeutig nicht mehr im Rahmen der Fallpauschalen. Vielmehr sind die Kosten unmittelbar zwischen den Gebärdensprachdolmetschern und den Krankenkassen / Unternehmen der privaten Krankenversicherung abzurechnen, ebenso wie dies derzeit schon im Rahmen der ambulanten Versorgung der Fall ist (Gesetzentwurf der Bundesregierung, Entwurf eines Gesetzes für bessere und unabhängigere Prüfungen (MDK-Reformgesetz), Art. 4, Nr. 1, S. 31; B. Besonderer Teil, Zu Artikel 4 (Änderung des Krankenhausentgeltgesetzes), Zu Nummer 1 (§ 2), S. 106; BT Drs. 19/14871 vom 06.11.2019, Beschlussempfehlung und Bericht des Ausschusses für Gesundheit zu dem Gesetzentwurf der Bundesregierung, Drs. 19/13397, 19/13547, Art. 4 Nr. 1, S. 70). Eine gleichlautende Regelung ist in **§ 2 Absatz 2 Satz 3 BPflV** aufgenommen worden. Damit findet bei der Inanspruchnahme von Krankenhausleistungen, unabhängig davon, ob somatische Krankenhäuser oder psychiatrische oder psychosomatische Einrichtungen die Leistungen erbringen, eine einheitliche Vorgehensweise für die Abrechnung der Kosten von Gebärdensprachdolmetscher statt (BT Drs. 19/14871 vom 06.11.2019, Beschlussempfehlung und Bericht des Ausschusses für Gesundheit zu dem Gesetzentwurf der Bundesregierung, Drs. 19/13397, 19/13547, Art. 6 Nr. 1, S. 82).

20 Krankenhäuser, die bestimmte Leistungen, wie Schwangerschaftsabbruch und Sterilisation von ihrem Vertragsangebot ausnehmen wollen, müssen dies entsprechend ergänzen. Durch eine solche Ergänzung kann jedoch die Hilfeleistungspflicht nach § 323c StGB nicht ausgeschlossen werden.

21 Nach § 60 Abs. 2 Satz 1 Nr. 1 SGB V werden Fahrtkosten bei einer Verlegung in ein anderes Krankenhaus nur dann von den Krankenkassen erstattet, wenn die Verlegung aus zwingenden medizinischen Gründen erforderlich ist oder bei einer mit Einwilligung der Krankenkasse erfolgten Verlegung in ein wohnortnahes Krankenhaus. Die Verlegung aus zwingenden medizinischen Gründen ist z.B. dann notwendig, wenn die medizinische Versorgung in dem verlegenden Krankenhaus nicht in der hierzu erforderlichen Weise zur Heilung der Krankheit erbracht werden kann. Bei einer Verlegung aus wirtschaftlichen oder organisatorischen Gründen soll gerade keine Kostentragung durch die Krankenkasse er-

folgen. Es ist jedoch grundsätzlich zu beachten, dass aus § 60 SGB V nicht abgeleitet werden kann, dass Transportleistungen, die nicht in die Sachleistung der gesetzlichen Krankenversicherung fallen, automatisch Aufgabe der Krankenhäuser werden.

22 Eventuell abweichende oder konkretisierende Regelungen in den Landesverträgen gemäß § 115 Abs. 2 Nr. 4 SGB V sind zu beachten.

23 Stellt sich bei der vorstationären Behandlung heraus, dass ambulante Operationsleistungen ausreichen, ist mit dem Patienten ein neuer Behandlungsvertrag unter Einbeziehung der AVB für ambulante Operationsleistungen abzuschließen.

24 Eventuell abweichende oder konkretisierende Regelungen in den Landesverträgen gemäß § 115 Abs. 2 Nr. 4 SGB V sind zu beachten.

25 Gemäß § 115d Abs. 1 SGB V können psychiatrische Krankenhäuser mit regionaler Versorgungsverpflichtung sowie Allgemeinkrankenhäuser mit selbständigen, fachärztlich geleiteten psychiatrischen Abteilungen mit regionaler Versorgungsverpflichtung in medizinisch geeigneten Fällen, wenn eine Indikation für eine stationäre psychiatrische Behandlung vorliegt, anstelle einer vollstationären Behandlung eine stationsäquivalente psychiatrische Behandlung im häuslichen Umfeld erbringen. Der Krankenhausträger stellt dabei sicher, dass die erforderlichen Ärzte und nichtärztlichen Fachkräfte und die notwendigen Einrichtungen für eine stationsäquivalente Behandlung bei Bedarf zur Verfügung stehen.

Gemäß § 39 Abs. 1 Satz 4 SGB V umfasst die stationsäquivalente Behandlung eine psychiatrische Behandlung im häuslichen Umfeld durch mobile ärztlich geleitete multiprofessionelle Behandlungsteams. Sie entspricht hinsichtlich der Inhalte sowie der Flexibilität und Komplexität der Behandlung einer vollstationären Behandlung (§ 39 Abs. 1 Satz 5 SGB V).

Da die stationsäquivalente psychiatrische Behandlung nur für die in § 115d Abs. 1 SGB V genannten Krankenhäuser möglich ist und nur in den dort genannten medizinisch geeigneten Fällen zur Anwendung kommen kann, ist § 5a nur für diesen Fall im AVB-Muster vorzusehen und ansonsten zu streichen.

26 Unzutreffendes bitte streichen.

27 Wenn ein Unfallversicherungsträger unter Berufung auf die dem Durchgangsarzt erteilte Ermächtigung (Urteil des OLG Stuttgart vom 05.11.1975, Az.: 13 U 111/75) generell keine schriftliche Kostenübernahmeerklärung erteilt, soll das Krankenhaus für jeden Einzelfall vom Durchgangsarzt eine schriftliche Erklärung verlangen, dass er für Rechnung des Unfallversicherungsträgers die stationäre Heilbehandlung eingeleitet hat.

[28] Unzutreffendes bitte streichen.

[29] Die DKG und die GKV-Spitzenverbände haben 2004 eine Vereinbarung nach § 305 Abs. 2 SGB V über die Unterrichtung der Versicherten hinsichtlich der vom Krankenhaus erbrachten Leistungen und der dafür von den Krankenkassen zu zahlenden Entgelte geschlossen. Danach haben Krankenhäuser die Patienten im Rahmen der Krankenhausaufnahme auf ihr Recht gemäß § 305 Abs. 2 SGB V hinzuweisen. Diese Unterrichtung kann alternativ im Behandlungsvertrag, den allgemeinen Vertragsbedingungen, einer Patienteninformation, einem Aushang oder einer Auslage vorgenommen werden. Die Unterrichtung in den AVB bzw. im Behandlungsvertrag stellt die vorzugswürdigste Alternative dar, da sie den geringsten Verwaltungsaufwand aufweist und am kostengünstigsten ist. Sofern der Behandlungsvertrag die AVB nicht mit umfasst, bedarf es einer entsprechenden Regelung in den AVB (Variante 1). Für den Fall, dass ein Behandlungsvertrag ohne separate AVB geschlossen wird, ist die Aufnahme der dargestellten Regelung ausreichend (Variante 2). Da diese Unterrichtungsweise jedoch nicht zwingend ist, kommen als weitere Möglichkeit auch eine allgemein gehaltene Patienteninformation, ein Aushang oder eine Auslage in Betracht. Für den Fall, dass die Alternative der Übergabe einer Patienteninformation gewählt wird, ist zu bedenken, dass das jeweilige Empfangsbekenntnis, das Anlage zu den Behandlungsverträgen ist, um eine entsprechende Patienteninformation zu ergänzen ist.

Durch das TSVG (Terminservice- und Versorgungsgesetz, BGBl. 2019 Teil I Nr. 18, S. 646, 681; Änderung von § 305 Absatz 5 Satz 2 SGB V durch Art. 1 Nr. 102) vom 06.05.2019 hat der Gesetzgeber (Inkrafttreten des Gesetzes am 11.05.2019) die Möglichkeit eröffnet, dass die Information nicht nur schriftlich, sondern auch elektronisch erfolgen kann.

[30] Der Patient muss in die Übermittlung seiner Daten an die private Krankenversicherung zu Abrechnungszecken einwilligen, § 17c Abs. 5 KHG, wobei eine **ausdrückliche Einwilligung** ausreicht. Wird klinikintern vorgegeben/gewünscht, dennoch eine **schriftliche Einwilligung** des Patienten einzuholen, wird auf das Muster einer Einwilligungserklärung nebst ausführlicher Erläuterungen in Anlage 4 verwiesen.

[31] Hinsichtlich beihilfeberechtigter Personen ist für das jeweilige Bundesland zu prüfen, ob die Möglichkeit der Direktabrechnung zwischen dem Krankenhaus und dem Beihilfeträger als Kostenträger für Beamte besteht. Eine entsprechende Möglichkeit besteht auf Bundesebene für Bundesbeamte gemäß Bundesbeihilfeverordnung (BBhV) i.V.m. der zwischen DKG und der Bundesrepublik Deutschland abgeschlossenen Rahmenvereinbarung über die Direktabrechnung in der Beihilfe, der das Krankenhaus beigetreten sein muss. In diesem Fall kann die Regelung für Beamte ergänzt werden.

[32] Für Zwischenrechnungen ist ein prozentualer Anteil von der voraussichtlichen Schlussrechnung zugrunde zu legen.

[33] Es wird empfohlen, explizit auch auf der Schlussrechnung folgenden Vermerk anzubringen:

„Die Nachberechnung von Leistungen, die in dieser Rechnung nicht enthalten sind und die Berichtigung von Fehlern bleiben vorbehalten."

[34] Wenn ein Krankenhaus bei nicht rechtzeitiger Leistung Verzugszinsen berechnen will, muss es den Schuldner durch Mahnung nach § 286 Abs. 1 BGB in Verzug setzen. Der Schuldner kommt gemäß § 286 Abs. 3 BGB spätestens in Verzug, wenn er nicht innerhalb von 30 Tagen nach Fälligkeit und Zugang einer Rechnung oder gleichwertigen Zahlungsaufforderung leistet; dies gilt gegenüber einem Verbraucher (Patienten) jedoch nur, wenn auf diese Folgen in der Rechnung oder Zahlungsaufforderung besonders hingewiesen worden ist. Insofern sollte in die Rechnung folgender Zusatz aufgenommen werden:

„Diese Rechnung wird mit Zugang fällig. Das Krankenhaus ist bei Zahlungsverzug berechtigt, sämtliche zur zweckmäßigen Rechnungsverfolgung notwendigen Kosten sowie Verzugszinsen zu erheben. Zahlungsverzug tritt nach § 286 Abs. 3 BGB spätestens ein, wenn nicht innerhalb von 30 Tagen nach Fälligkeit und Zugang der Rechnung gezahlt wird."

Gemäß § 288 Abs. 3 BGB sind Verzugszinsen von mehr als fünf Prozentpunkten über dem Basiszinssatz zu begründen und im Streitfall unter Beweis zu stellen (z.B. besondere Aufwendungen für Porto, Sach- oder Personalmittel etc.).

Die Mahngebühren sind der Höhe nach als Euro-Betrag in den AVB auszuweisen. Hinsichtlich der Höhe einer Mahngebührenpauschale ist zu beachten, dass die Pauschale den nach dem gewöhnlichen Lauf der Dinge zu erwartenden Schaden nicht übersteigen darf. Nach der Rechtsprechung dürfte eine Pauschale bis zu 15 Euro angemessen sein. Des Weiteren fordert § 309 Nr. 5b) BGB einen verständlichen Hinweis, dass dem Patient der Nachweis offen stehe, es sei kein oder ein geringerer Schaden entstanden.

[35] Eventuell abweichende Regelungen in den Landesverträgen gemäß § 112 SGB V sind zu beachten.

[36] Für Beurlaubungen sind die zwischen Krankenhaus und Krankenkassen geltenden Verträge nach § 112 SGB V zu beachten, welche Abweichendes regeln können. In einem solchen Fall sind die AVB (bzw. der Behandlungsvertrag) dem vorrangigen Landesvertrag anzupassen.

[37] Vgl. hierzu Empfehlungen der DKG zur Aufklärung der Krankenhauspatienten über vorgesehene ärztliche Maßnahmen (7. Auflage 2015).

38 Abs. 1 findet auf die einem Belegarzt, einem Konsiliararzt u.a. gehörenden Aufzeichnungen keine Anwendung.

39 Nach § 630g Abs. 1 und 2 BGB sowie der Rechtsprechung des BGH (Urteil vom 23.11.1982, Az: VI ZR 222/79) besteht ein Anspruch des Patienten grundsätzlich nur auf Herausgabe von Abschriften gegen Kostenerstattung. Alternativ können Originale in den Räumlichkeiten des Krankenhauses eingesehen werden. Ausnahmsweise, z.B. bei einer Vielzahl von Röntgenbildern, deren Einsichtnahme und Begutachtung im Krankenhaus unzumutbar wäre, kann auch eine vorübergehende Übersendung von Originalunterlagen an einen Prozessbevollmächtigten des Patienten in Betracht kommen. Darüber hinaus ist § 85 Abs. 3 des Strahlenschutzgesetzes zu beachten. Nach dieser Vorschrift sind einem weiterbehandelnden Arzt auf dessen Verlangen Röntgenaufnahmen in einer für diesen geeigneten Form zugänglich zu machen, was auch eine vorübergehende Überlassung beinhalten kann. Hierdurch sollen Doppeluntersuchungen vermieden werden.

40 Gemäß § 630g Abs. 1 Satz 1 BGB ist dem Patienten auf Verlangen unverzüglich **Einsicht** in die vollständige, ihn betreffende Patientenakte zu gewähren, soweit der Einsichtnahme nicht erhebliche therapeutische Gründe oder sonstige erhebliche Rechte Dritter entgegenstehen. Ein besonderes rechtliches Interesse muss der Patient hierfür nicht darlegen. Vielmehr ist die Ablehnung der Einsichtnahme gemäß § 630g Abs. 1 Satz 2 BGB zu begründen. Der Patient besitzt insofern – in dem zuvor beschriebenen Umfang – einen jederzeit einklagbaren Anspruch auf Einsichtnahme in seine Krankenunterlagen.

Hinsichtlich des Ortes der Einsichtnahme ist gemäß § 630g Abs. 1 Satz 3 BGB § 811 BGB [*Vorlegungsort*] entsprechend anzuwenden, sodass die Einsichtnahme an dem Ort zu erfolgen hat, an welchem sich die einzusehenden Unterlagen oder Dokumente befinden. Eine Einsichtnahme an einem anderen Ort kann der Patient nur im Falle eines „wichtigen Grundes“ verlangen. Dies dürfte zum Bespiel bei einer nicht unerheblichen Erkrankung des Patienten oder aufgrund eines Umzuges des Behandelnden der Fall sein.

Des Weiteren kann der Patient gemäß § 630g Abs. 2 BGB die **Herausgabe** von Kopien aus seiner Krankenakte verlangen und zwar auch in Form elektronischer Abschriften.

Hinsichtlich des Anspruchs auf **Auskunft** gem. Art 15 DS-GVO / § 19 DSG-EKD / § 17 KDG sowie der Abgrenzung zu dem Recht auf Einsichtnahme vgl. die Ausführungen in der übernächsten Erläuterung.

41 In § 630g Absatz 2 Satz 2 BGB hat der Gesetzgeber die Regelung verankert, dass der Patient für die Fertigung von Abschriften von der Patientenakte die entstandenen **Kosten** zu erstatten hat. Eine gesetzliche Regelung, die Anhaltspunkte darüber liefert, in welcher Höhe die Kosten verlangt werden können, existiert allerdings nicht.

Maßgeblich ist in diesem Zusammenhang insofern das Urteil des Landgerichts München I vom 19.11.2008 (Az.: 9 O 5324/08), das sich mit der Frage der Höhe von Kopierkosten auseinandergesetzt und insbesondere den beträchtlichen Aufwand für die Vervielfältigung der unterschiedlichen Behandlungsunterlagen anerkannt hat. Das Landgericht hatte festgestellt, dass der Aufwand der Vervielfältigung einer Krankendokumentation beträchtlich ist und war aus diesem Grunde zu dem Ergebnis gelangt, dass der Aufwand durch eine Erstattung von 0,50 € für die ersten 50 Blatt und 0,15 € für jedes weitere Blatt nicht annähernd angemessen ausgeglichen wird. Eine Erstattung von 0,50 € pro DIN A4-Seite ist – unabhängig von der Anzahl der Seiten insgesamt – jedenfalls nicht unangemessen.

Des Weiteren sind nicht etwa die Krankenhausträger **vorleistungspflichtig** hinsichtlich der Herausgabe der Kopien, sondern vielmehr die Patienten bzw. deren Erben/Angehörige hinsichtlich der Erstattung der Kosten. Dies folgt bereits aus § 630g Abs. 1 Satz 3 BGB, der auf § 811 BGB verweist, und ist durch das Urteil des Saarländischen Oberlandesgericht Saarbrücken vom 16.11.2016 (Az.: 1 U 57/16) bestätigt worden. Das Saarländische Oberlandesgericht hat festgestellt, dass die Patienten bzw. deren Erben/Angehörige zunächst die Kosten zu erstatten haben. Der Zweck dieser Vorleistungspflicht besteht darin, dass es dem Krankenhausträger nicht zugemutet werden soll, einen Kostenerstattungsanspruch im Anschluss an die Aushändigung der Unterlagen langjährig zu verfolgen oder gar klageweise geltend machen zu müssen. Für die Verweigerung der Vorlegung der Kopien ist allerdings erforderlich, dass das Krankenhaus überhaupt auf das Herausgabeverlangen reagiert und die Höhe der Kosten mitteilt.

Obige Ausführungen gelten entsprechend, sofern **elektronische Abschriften** von der Patientenakte gefertigt werden. Unter Maßgabe der Feststellungen des o.g. Urteils des Landgerichts München I wird durch die Erstattung der Kopierkosten insbesondere dem beträchtlichen Aufwand für die Vervielfältigung der unterschiedlichen Behandlungsunterlagen Rechnung getragen. Dabei geht es nicht um die Sachkosten eines einzelnen Blattes Papier, sondern vielmehr um den Arbeitsaufwand, der durch die Bearbeitung entsteht. Dabei kann es keinen Unterschied machen, ob ein Blatt Papier auf einen Kopierer gelegt und vervielfältigt werden muss, oder ob jede einzelne Datei einer Patientenakte digital geöffnet und auf ein anderes Medium gespeichert wird. Dies gilt insbesondere vor dem Hintergrund, dass die Einsichtnahme bzw. Herausgabe einer Akte nicht ohne Prüfung der kompletten Akte erfolgen kann, sondern Beschränkungen unterliegt. Dies ergibt sich aus § 630g Abs. 1 Satz 1 BGB. Danach kann der Patient seine Akte nur einsehen, soweit der Einsichtnahme nicht erhebliche therapeutische Gründe oder sonstige erhebliche Rechte Dritter entgegenstehen. Das Argument, eine digitale Akte könne „mit einem Knopfdruck" – sofern überhaupt rein technisch möglich – kopiert werden, ist damit eindeutig widerlegt.

42 Die DS-GVO regelt in Art. 15 / Das DSG-EKD regelt in § 19 / Das KDG regelt in § 17 ein **Auskunftsrecht**, das dem Betroffenen (Patienten) dazu dienen soll, die Rechtmäßigkeit der Verarbeitung der ihn betreffenden personenbezogenen Daten zu überprüfen.

Seit Geltungsbeginn der DS-GVO am 25.05.2018 bzw. der gleichlautenden kirchlichen Regelungen wird im Krankenhausbereich hinterfragt, in welchem Verhältnis das Recht auf Einsichtnahme gem. § 630g BGB zu dem Recht auf Auskunft über die Rechtmäßigkeit der Datenverarbeitung steht. Grund für diese Hinterfragung ist, dass beide Rechte unterschiedliche Folgen nach sich ziehen bzw. unterschiedliche Auswirkungen haben:

Gem. § 630g BGB hat der Patient einen Anspruch auf vollständige **Einsichtnahme** in seine Patientenakte, sofern nicht ein therapeutisches Privileg oder Rechte Dritter entgegenstehen. Ferner hat der Patient die Kosten für Abschriften zu tragen und die Rechte auf Einsichtnahme und Herausgabe gehen im Falle des Todes des Patienten unter bestimmten Voraussetzungen auf seine Erben und Angehörigen über. Demgegenüber ist der Anspruch auf **Auskunft** insofern begrenzbar, als der Patient dazu aufgefordert werden kann, sein Auskunftsersuchen zu präzisieren, z.B. auf einen konkreten Verarbeitungsvorgang (Deutscher Bundestag, Drucksache 18/11325 vom 24.02.2017, Gesetzentwurf der Bundesregierung, Entwurf eines Gesetzes zur Anpassung des Datenschutzrechts an die Verordnung EU 2017/679 und zur Umsetzung der Richtlinie (EU) 2016/680 (Datenschutzanpassungs- und -Umsetzungsgesetz EU – DSAnpUG-EU), S. 105). Zudem ist die erste zur Verfügung gestellte Kopie kostenlos und die dem Patienten zustehenden Rechte gehen nicht auf Angehörige und Erben über.

Beide Rechte bestehen parallel nebeneinander, da sie jeweils einen anderen Gegenstand sowie Sinn und Zweck haben. Das Recht auf Auskunft ist technisch zu betrachten, der wachsenden Digitalisierung geschuldet und betrifft die Rechtmäßigkeit der Verarbeitung der sensiblen Daten an sich, also insbesondere die automatische Verarbeitung sowie Speicherung von Informationen über Personen in unterschiedlichen Systemen eines Krankenhauses usw. Demgegenüber betrifft das Recht auf Einsichtnahme gem. BGB die freiverantwortliche Entscheidung des Patienten und mithin die Möglichkeit, eine ärztliche Behandlung selbständig und kritisch überprüfen zu können. Dies erfordert die Kenntnis des Krankheitsbildes und des in den Akten dokumentierten Behandlungsablaufs sowie die weitere gesundheitliche Prognose. Dafür, dass beide Rechte sinnvollerweise parallel nebeneinander bestehen, spricht auch, dass das Recht auf Auskunft nicht neu ist, sondern, ganz im Gegenteil, Patienten bereits vor Geltungsbeginn der DS-GVO / des DSG-EKD / des KDG das Recht hatten, von dem Krankenhausträger Auskunft über die Verarbeitung der im Krankenhaus gespeicherten personenbezogenen Daten zu verlangen. Das Auskunftsrecht aus Art. 15 DS-GVO / § 19 DSG-EKD / § 17 KDG tritt lediglich an die Stelle der §§ 19 bzw. 34 BDSG alter Fassung sowie den entsprechenden landesrechtlichen bzw. kirchlichen Vorschriften. Diese Auffassung vertritt auch der hessische Datenschutzbeauftragte in seiner Veröffentlichung mit Stand vom 25.11.2109 (www.datenschtz.hessen.de).

43 Soll eine vom Krankenhaus erlassene Hausordnung zum Bestandteil des Behandlungsvertrages gemacht werden, ist sie entweder in den AVB abzudrucken, dem Patienten als Anlage auszuhändigen oder durch deutlich sichtbaren Aushang darzustellen.

44 Unter dem Begriff „Wertsachen" sind Wertpapiere und sonstige Urkunden sowie Kostbarkeiten (§ 372 BGB) zu verstehen. Ob eine Sache als Wertsache anzusehen ist, richtet sich nach der allgemeinen Verkehrsanschauung; i.d.R. handelt es sich um Sachen, deren Wert im Verhältnis zu Größe und Gewicht besonders hoch ist. Im Zweifel kann zur Auslegung des Begriffs „Wertsachen" die Rechtsprechung zu den §§ 372 und 702 BGB herangezogen werden. In großen Krankenhäusern empfiehlt es sich, in die AVB eine genauere Bezeichnung der annahmeberechtigten Stellen oder Personen aufzunehmen.

45 Die Zwölf-Wochen-Frist ist in der Aufforderung kalendermäßig zu bestimmen. Die Beweislast für den Zeitpunkt des Zugangs der Aufforderung liegt beim Krankenhaus. Es wird deshalb empfohlen, das Benachrichtigungsschreiben als Einschreiben mit Rückschein zuzustellen.

46 In Haftpflichtversicherungsverträgen können weitere Haftungsausschlüsse enthalten sein (z.B. für Parkhäuser). Der Krankenhausträger muss in eigener Zuständigkeit prüfen, inwieweit solche Haftungsausschlüsse unter Beachtung von §§ 305 ff. BGB in die AVB zu übernehmen sind.

47 Auch ohne eine solche Vereinbarung ergibt sich nach der Rechtsprechung des BGH (Urteil vom 08.12.2011, Az.: III ZR 114/11) für den Vergütungsanspruch ein einheitlicher Leistungsort am Ort des Krankenhauses. Der Leistungsort ist entscheidend für die örtliche Zuständigkeit des Gerichts bei Streitigkeiten aus dem Behandlungsvertrag (§ 29 Abs. 1 ZPO). Demzufolge können Krankenhäuser eine Klage auf Zahlung der Vergütung gegen selbstzahlende Patienten bei dem Gericht erheben, in dessen Bezirk die Klinik ihren Sitz hat.

48 Unzutreffendes bitte streichen.

49 Unzutreffendes bitte streichen.

[50] Siehe Erläuterung 1

[51] Siehe Erläuterung 2

[52] Siehe Erläuterung 15

[53] Siehe Erläuterung 16

[54] Siehe Erläuterung 17

[55] Siehe Erläuterung 18

[56] Siehe Erläuterung 19

[57] Siehe Erläuterung 20

[58] Siehe Erläuterung 21

[59] Unzutreffendes bitte streichen.

[60] Siehe Erläuterung 27

[61] Siehe Erläuterung 29

[62] Siehe Erläuterung 30

[63] Siehe Erläuterung 31

[64] Siehe Erläuterung 32

[65] Siehe Erläuterung 33

[66] Siehe Erläuterung 34

[67] Siehe Erläuterung 44

[68] Siehe Erläuterung 45

[69] Siehe Erläuterung 46

[70] Siehe Erläuterung 47

[71] Siehe Erläuterung 43

[72] Siehe Erläuterung 3

[73] Unzutreffendes bitte streichen.

[74] Unzutreffendes bitte streichen.

[75] Siehe Erläuterung 4

[76] Siehe Erläuterung 1

[77] Siehe Erläuterung 2

[78] Siehe Erläuterung 15

[79] Siehe Erläuterung 16

[80] Siehe Erläuterung 17

[81] Siehe Erläuterung 18

[82] Siehe Erläuterung 19

[83] Siehe Erläuterung 20

[84] Siehe Erläuterung 21

[85] Unzutreffendes bitte streichen.

[86] Dies gilt nicht, wenn Krankenhaus und Belegarzt auf Honorarbasis nach §§ 121 Abs. 5 SGB V i.V.m. 18 Abs. 3 KHEntgG kooperieren. In diesen Fällen sollte wie folgt formuliert werden:

„Die Leistungen des Belegarztes werden vom Krankenhaus vergütet. Die vom Belegarzt hinzugezogenen Ärzte bzw. ärztlich geleiteten Einrichtungen außerhalb des Krankenhauses berechnen ihre Leistungen gesondert."

[87] Siehe Erläuterung 27

[88] Siehe Erläuterung 29

[89] Siehe Erläuterung 30

[90] Siehe Erläuterung 31

[91] Siehe Erläuterung 32

[92] Siehe Erläuterung 33

[93] Siehe Erläuterung 34

[94] Siehe Erläuterung 44

[95] Siehe Erläuterung 45

[96] Siehe Erläuterung 46

[97] Siehe Erläuterung 47

[98] Siehe Erläuterung 43

[99] Siehe Erläuterung 3

[100] Unzutreffendes bitte streichen.

[101] Unzutreffendes bitte streichen.

[102] Siehe Erläuterung 4

[103] Mit dieser Patienteninformation wird die Verpflichtung erfüllt, wonach der Behandelnde den Patienten vor Beginn der Behandlung über die voraussichtlichen Kosten in Textform zu informieren hat, wenn er weiß, dass eine vollständige Übernahme der Behandlungskosten durch einen Dritten nicht gesichert ist oder sich hierfür nach den Umständen hinreichende Anhaltspunkte ergeben. Da die voraussichtlichen Kosten vor der Behandlung nicht absehbar sind, sondern erst immer am Schluss der Behandlung feststehen, kann dem Krankenhaus in diesem Rahmen eine detaillierte Bezifferung nicht abverlangt werden, sondern nur die Darstellung, welche Entgelte der Behandlung zugrunde gelegt werden können (vgl. zur vergleichbaren Problematik der Reichweite der Unterrichtungspflicht bei wahlärztlichen Leistungen BGH, Urteil vom 27.11.2003, Az.: III ZR 37/03).

Diese Information kann nach § 8 Abs. 8 KHEntgG schriftlich oder in Textform erfolgen, womit auch den Anforderungen des § 630c Abs. 3 BGB entsprochen wird.

„Textform" bedeutet gemäß § 126 BGB, dass eine lesbare Erklärung auf einem dauerhaften Datenträger abgegeben wird, in der die Person des Erklärenden (d.h. des Krankenhausträgers und des Patienten) genannt ist. Einer Unterschrift des Patienten bedarf es in diesem Falle nicht. Dauerhafte Datenträger sind insbesondere Papier, USB-Stick, CD-ROM, Speicherkarte, Festplatte sowie Computerfax.

[104] Siehe Erläuterung 103, mit Ausnahme der Ausführungen zur Textform. Diese hat der Gesetzgeber – bislang – lediglich im Anwendungsbereich des DRG-Entgeltgesetzes vorgesehen.

[105] Der Gesetzgeber verlangt weder für die Einwilligung in die Datenübermittlung zwischen Krankenhäusern und Hausärzten noch für die Datenübermittlung zwischen Krankenhäusern und sonstigen Behandlern die Schriftform! Das heißt:

Für keine dieser Datenübermittlungen muss ein Formular ausgedruckt und vom Patienten unterschrieben werden! Die ausdrückliche, z.B. mündliche, Einwilligung des Patienten genügt!

Sofern klinikintern vorgegeben/gewünscht, kann eine Unterschrift des Patienten eingeholt werden. Je nachdem, für welche Fälle dies klinikintern vorgegeben wird, kann Anlage 3 verwendet werden:

- „Alternative 1":
  Für Datenübermittlungen nur zwischen dem Krankenhaus und Hausärzten!
- Alternative 2":
  Für Datenübermittlungen zwischen dem Krankenhaus und Hausärzten und zwischen Krankenhaus und sonstigen Vor-/Nach-/Weiterbehandlern!

106 Für Datenübermittlungen zwischen Krankenhäusern und Hausärzten bedurfte es gemäß § 73 Abs. 1b SGB V (alter Fassung) bis zum 10.05.2019 einer schriftlichen Einwilligungserklärung des Versicherten/Patienten. Das Schriftformerfordernis ist mit Wirkung zum 11.05.2019 abgeschafft worden. Seitdem genügt die ausdrückliche (z.B. mündliche) Einwilligung des Patienten. Es bedarf also nicht mehr des Ausdruckens sowie Unterschreibenlassens eines Formulars. Nur aus Beweissicherungsgründen und sofern klinikintern vorgegeben/gewünscht, kann eine schriftliche Einwilligung des Patienten weiterhin eingeholt werden. Diese ist überobligatorisch, aber unschädlich. Für diesen Fall kann das dargestellte Formular verwendet werden.

Zu den Gründen im Einzelnen wie folgt:

Durch das Terminservice- und -Versorgungsgesetz (TSVG) ist das Schriftformerfordernis der Einwilligung abgeschafft worden. Mit Wirkung zum 11.05.2019 ist folgende Fassung von § 73 Abs. 1b SGB V in Kraft getreten (BGBl. 2019, Teil I Nr. 18, S. 646 ff., Art. 1 Nr. 33):

„(1b) [1]Die einen Versicherten behandelnden Leistungserbringer sind verpflichtet, den Versicherten nach dem von ihm gewählten Hausarzt zu fragen; sie sind verpflichtet, die den Versicherten betreffenden Behandlungsdaten und Befunde mit dessen Zustimmung zum Zwecke der bei dem Hausarzt durchzuführenden Dokumentation und der weiteren Behandlung zu übermitteln. [2]Der Hausarzt ist mit Zustimmung des Versicherten verpflichtet, die für die Behandlung erforderlichen Daten und Befunde an die den Versicherten behandelnden Leistungserbringer zu übermitteln. [3]Bei einem Hausarztwechsel ist der bisherige Hausarzt mit Zustimmung des Versicherten verpflichtet, dem neuen Hausarzt die bei ihm über den Versicherten gespeicherten Unterlagen vollständig zu übermitteln."

Diese Fassung von § 73 Abs. 1b SGB V ist mit Beschlussempfehlung und Bericht des Ausschusses für Gesundheit vom 13.03.2019 in das TSVG aufgenommen worden (Deutscher Bundestag, Drucksache 19/8351, Beschlussempfehlung und Bericht des Ausschusses für Gesundheit a) zu dem Gesetzentwurf der

Bundesregierung – Drs. 19/6337, 19/6436 –, Nr. 33). Die entsprechende Begründung hierzu lautet wie folgt:

„Mit der Neufassung des Absatzes 1b werden die Regelungsteile, die bisher die datenschutzrechtlichen Befugnisse der Hausärzte und anderen behandelnden Leistungserbringer betrafen, herausgelöst und gestrichen. Für diese gelten die Vorgaben der EU-Datenschutzgrundverordnung und des Bundesdatenschutzgesetzes (BDSG). Danach kann die für die Behandlung eines Patienten erforderliche Verarbeitung von Behandlungsdaten auch durch mehrere an der Behandlung beteiligte Ärzte auf der Grundlage des § 22 Absatz 1 Nummer 1 Buchstabe b BDSG grundsätzlich ohne eine datenschutzrechtliche Einwilligung der Patienten erfolgen. […] Erhalten bleiben diejenigen Regelungen, in denen vertragsärztliche Pflichten der Hausärzte und Leistungserbringer für eine koordinierende hausärztliche Betreuung begründet werden. Dies betrifft die Verpflichtung der Leistungserbringer zur Datenübermittlung an den Hausarzt, die umgekehrte Verpflichtung des Hausarztes zur Übermittlung der erforderlichen Daten an die anderen behandelnden Leistungserbringer sowie die Übermittlung der Behandlungsunterlagen bei einem Hausarztwechsel. Das geregelte Zustimmungserfordernis der Versicherten ergibt sich nicht aus datenschutzrechtlichen Vorgaben, sondern ist Ausdruck der Souveränität der Versicherten, sich für oder gegen eine Mitteilung von Behandlungsdaten im Rahmen der koordinierenden hausärztlichen Betreuung zu entscheiden."

Aktuell genügt also für die nach § 73 Abs. 1b SGB V erforderliche Zustimmung des Patienten zu einer koordinierenden Betreuung seiner ärztlichen Versorgung durch seinen Hausarzt seine „*Zustimmung*". Damit ist keine schriftliche Zustimmung gemeint. Dies folgt auch aus den allgemeinen datenschutzrechtlichen Vorgaben, die für die Übermittlungen „nur" eine ausdrückliche Einwilligung verlangen.

Das Erfordernis einer ausdrücklichen Einwilligung folgt dabei aus Art. 6 Abs. 1a, Art. 9 Abs. 2a DS-GVO / § 6 Ziff. 2, § 13 Abs. 2 Ziff. 1 DSG-EKD / § 6 Abs. 1b, § 11 Abs. 2a KDG. Die ausdrückliche Einwilligung kann in folgender Form eingeholt werden: ausdrückliche mündliche Einwilligung („Ja" sagen), elektronisch fixierte Einwilligung sowie eindeutig bestätigende Handlung („Kopfnicken" usw.).

Es bedarf also nicht mehr des Ausdruckens sowie Unterschreibenlassens eines Formulars. Vielmehr wird der Patient im Rahmen des Aufnahmeprozederes oder im Rahmen der Entlassung ohnehin danach gefragt werden, wer die „*weitere Behandlung übernimmt, um diesem Arzt etwa den Entlassungsbericht für die Nachbehandlung zukommen zu lassen*". Nennt der Patient in diesem Zusammenhang den Namen des Arztes, ist dies als ausdrückliche Einwilligung zu werten. Dieses Vorgehen genügt den rechtlichen Anforderungen, sofern dem Patienten bewusst ist, dass mit Nennung des Arztes eine Übermittlung seiner Daten an diesen Arzt erfolgt.

Aus Gründen des Nachweises und der möglichen Beweisführung empfiehlt sich jedoch stets eine saubere Dokumentation der ausdrücklich eingeholten Einwilligung in der Patientenakte / im KIS oder eine Prozessbeschreibung.

[107] Gemäß § 73 Abs. 1b SGB V muss der Krankenhausträger jeden gesetzlich krankenversicherten Patienten nach dessen Hausarzt befragen.

[108] Unzutreffendes bitte streichen.

[109] Auch im Falle einer Verweigerung des Einverständnisses sollte sich das Krankenhaus die Variante „Nein" ausdrücklich ankreuzen und vom Patienten unterzeichnen lassen. Dies stellt unmissverständlich den eindeutigen Patientenwillen klar und beugt dem Vorwurf einer Verletzung von dreiseitigen Landesverträgen nach § 115 Abs. 2 S. 1 Nr. 2 SGB V (gegenseitige Unterrichtung über die Behandlung der Patienten sowie über die Überlassung und Verwendung von Krankenunterlagen) vor.

[110] Auch im Falle einer Verweigerung des Einverständnisses sollte sich das Krankenhaus die Variante „Nein" ausdrücklich ankreuzen und vom Patienten unterzeichnen lassen. Dies stellt unmissverständlich den eindeutigen Patientenwillen klar und beugt dem Vorwurf einer Verletzung von dreiseitigen Landesverträgen nach § 115 Abs. 2 S. 1 Nr. 2 SGB V (gegenseitige Unterrichtung über die Behandlung der Patienten sowie über die Überlassung und Verwendung von Krankenunterlagen) vor.

[111] Siehe Erläuterung 105

[112] In Bezug auf Datenübermittlungen von Krankenhäusern an Hausärzte/Vor-/Weiter-/Nachbehandler ist davon auszugehen, dass ausdrückliche Einwilligungen in diesem Zusammenhang – alleine durch die notwendige Kommunikation mit dem Patienten – eingeholt werden. Dabei ist der Patient darauf hinzuweisen, dass an den von ihm genannten Arzt z.B. der Entlassbrief übermittelt wird. Benennt er den Arzt, genügen diese ausdrücklichen Einwilligungen den rechtlichen Anforderungen.

Aus Gründen des Nachweises und der möglichen Beweisführung empfiehlt sich eine Dokumentation der ausdrücklich eingeholten Einwilligung in der Patientenakte / im KIS bzw. eine Prozessbeschreibung. Diese Vorgehensweise ist rechtlich ausreichend.

Das Ausdrucken eines Formulars und Unterschreibenlassen durch den Patienten ist nicht erforderlich, kann aber erfolgen, falls – aus Beweissicherungsgründen – klinikintern vorgegeben/gewünscht. Nur für letztgenannten Fall kann ***hiesiges Muster*** verwendet werden.

[113] Unter den sonstigen Vor-/Nachbehandlern sind z.B. einweisende Ärzte, nachbehandelnde Ärzte, andere Krankenhäuser, Therapeuten usw. zu verstehen.

[114] Unzutreffendes bitte streichen.

[115] Der grau hinterlegte Teil des Musterformulars ist als „optional" gekennzeichnet, da er in dem Muster mitgeführt werden oder auch gestrichen werden kann. Der graue Kasten sollte dann in dem Formular bleiben, wenn Krankenhäuser regelhaft von Hausärzten als Vorbehandlern Unterlagen zum Zwecke der aktuellen Behandlung benötigen und diese anfordern. Eigentlich ist es Aufgabe der Hausärzte, dafür zu sorgen, dass die Unterlagen an das Krankenhaus übermittelt werden. Krankenhäuser müssen in diesen Fällen nicht aktiv werden. Kommen Hausärzte dieser Verpflichtung jedoch nicht nach und fehlen dem Krankenhaus wichtige Befunde o.ä., die das Krankenhaus für die Behandlung benötigt, kann das Krankenhaus diese Unterlagen von den Hausärzten anfordern, jedoch nur mit der Einwilligung des Patienten (wobei auch hier die ausdrückliche Einwilligung genügt). Nur dafür dient der grau hinterlegte Teil des Musterformulars.

[116] Hinsichtlich der Anforderungen an Einwilligungen in Datenübermittlungen zwischen privaten Krankenversicherungsunternehmen und Krankenhäusern sind in kürzester Zeit zahlreiche Änderungen eingetreten, wobei im Einzelnen zwischen
- der Einwilligung in die **Direktabrechnung** sowie
- der Einwilligung in die Übermittlung eines **Pflegegrades**

zu unterscheiden ist:

Bis zum 31.12.2018 sah das Krankenhausfinanzierungsgesetz (KHG) für die **Direktabrechnung gem. § 17c Absatz 5 Satz 2 KHG** zwischen dem abrechnenden Krankenhaus und dem Unternehmen der privaten Versicherung folgende Regelung für privat/(zusatz-)versicherte Patienten vor:

„[1]Das Krankenhaus hat selbstzahlenden Patienten die für die Abrechnung der Fallpauschalen und Zusatzentgelte erforderlichen Diagnosen, Prozeduren und sonstigen Angaben mit der Rechnung zu übersenden. [2]Sofern Versicherte der privaten Krankenversicherung von der Möglichkeit einer direkten Abrechnung zwischen dem Krankenhaus und dem privaten Krankenversicherungsunternehmen Gebrauch machen, sind die Daten entsprechend § 301 des Fünften Buches Sozialgesetzbuch im Wege des elektronischen Datenaustausches an das private Krankenversicherungsunternehmen zu übermitteln, wenn der Versicherte hierzu schriftlich seine Einwilligung, die jederzeit widerrufen werden kann, erklärt hat."

Die Patienten mussten also schriftlich in die Direktabrechnung einwilligen.

Durch das „Gesetz zur Stärkung des Pflegepersonals (*Pflegepersonal-Stärkungsgesetz – PpSG*)" wurde § 17c Abs. 5 mit Wirkung zum 01.01.2019 um die folgenden Sätze 3–5 ergänzt (Ausschussdrucksache 19(18)38.2 vom

01.11.2018, Änderungsantrag 3; BR-Drs. 560/18 vom 09.11.2018, Artikel 2, Nr. 4, S. 4):

„[3]Die Deutsche Krankenhausgesellschaft und der Verband der privaten Krankenversicherung haben eine Vereinbarung zu treffen, die das Nähere zur Übermittlung der Daten entsprechend § 301 Absatz 2a des Fünften Buches Sozialgesetzbuch regelt. [4]Die Übermittlung der Daten nach Satz 3 setzt jeweils die schriftliche Einwilligung der Versicherten hierzu voraus. [5]Die Einwilligung kann jederzeit widerrufen werden."

Seit dem 01.01.2019 bedurfte also auch die Einwilligung in die Übermittlung des **Pflegegrades** (§ 17c Abs. 2 S. 3, 4 KHG i.V.m. § 301 Abs. 2a S. 1 SGB V) der Schriftform.

Diese Anforderungen galten nur für kurze Zeit. Denn nunmehr hat der Gesetzgeber durch das „*Zweite Gesetz zur Anpassung des Datenschutzrechts an die Verordnung (EU) 2016/679 und zur Umsetzung der Richtlinie (EU) 2016/680 (Zweites Datenschutz-Anpassungs- und Umsetzungsgesetz EU – 2. DSAnpUG-EU)*" vom 20.11.2019 (BGBl. 2019 Teil I Nr. 41, S. 1626) sowie durch das „*Gesetz für bessere und unabhängigere Prüfungen (MDK-Reformgesetz)*" vom 14.12.2019 (BGBl. 2019 Teil I Nr. 51, S. 2789) folgende Änderungen vorgenommen:

Sowohl für die Durchführung der Direktabrechnung als auch für die Übermittlung des Pflegegrades wurde das Erfordernis der „schriftlichen" Einwilligung abgeschafft (Gesetzentwurf der Bundesregierung, Entwurf eines Zweiten Gesetzes zur Anpassung des Datenschutzrechts an die Verordnung (EU) 2016/679 und zur Umsetzung der Richtlinie (EU) 2016/680, Bundestag, Drs. 19/4674, Art. 29, Nr. 1, S. 47; Besonderer Teil, Zu Artikel 29 (Änderung des Krankenhausfinanzierungsgesetzes, Zu Nummer 1, S. 247; BT Drs. 19/14871 vom 06.11.2019, Beschlussempfehlung und Bericht des Ausschusses für Gesundheit zu dem Gesetzentwurf der Bundesregierung, Drs. 19/13397, 19/13547, Art. 3 Nr. 2h.

Im Ergebnis bedarf es insofern weder für die Einwilligung in die Direktabrechnung noch für die Einwilligung in die Übermittlung des Pflegegrades einer schriftlichen Einwilligung durch den Patienten. Ausdrückliche Einwilligungen z.B. in Form von mündlichen Erklärungen reichen aus.

Aus Gründen des Nachweises und der möglichen Beweisführung empfiehlt sich jedoch stets eine Dokumentation der ausdrücklich eingeholten Einwilligung in der Patientenakte / im KIS bzw. eine Prozessbeschreibung. Diese Vorgehensweise ist rechtlich ausreichend.

Das Ausdrucken eines Formulars und Unterschreibenlassen durch den Patienten ist nicht erforderlich, kann aber erfolgen, falls – aus Beweissicherungsgründen – klinikintern vorgegeben/gewünscht. Nur für letztgenannten Fall kann ***hiesiges Muster*** verwendet werden.

117 Unzutreffendes bitte streichen.

118 Unzutreffendes bitte streichen.

119 Das Muster bildet einen Standard ab, der keinen Anspruch auf Vollständigkeit erhebt und an die konkreten Gegebenheiten vor Ort anzupassen ist.

Beispielsweise können noch folgende Ergänzungen unter den Stichwörtern „**Unsere Ansprechpartner/Kontakte**“ oder „**Unsere Dienstleister**“ vorgenommen werden:

*„**Ansprechpartner** unseres zentralen Patientenmanagements ist:*

______________________________ *[Name]*
______________________________ *[Telefon/E-Mail/Fax/Raum]“*

*„Aus Kapazitätsgründen werden nicht alle **Schreibarbeiten**, wie Befundungen, Arztbriefe o.ä., im Krankenhaus geschrieben, sondern derzeit vom Schreibdienst ____________________ [genaue Benennung] außerhalb des Krankenhauses erstellt.“*

*„Zur langfristigen Aufbewahrung unserer Patientenakten werden diese **digitalisiert**/auf Mikrofilm aufgenommen. Diese Arbeiten erfolgen außerhalb des Krankenhauses und werden von folgender Firma durchgeführt: ______________________________ [genaue Benennung].“*

120 Hier bedarf es der genauen Benennung des Krankenhausträgers, unter Angabe der Postadresse, Telefon- und Faxnummer, E-Mail-Adresse etc.

Als weiterer Service könnten noch folgende Daten in das Formular aufgenommen werden:

„Verantwortliche Stelle für die Datenverarbeitung ist die Geschäftsführung:

______________________________ *[Name der Geschäftsführung]*
______________________________ *[Name des Krankenhauses]*
______________________________ *[Adresse/Sitz des Krankenhauses]*
______________________________ *[Telefon/E-Mail/Fax]“*

121 Die DS-GVO / Das KDG sieht weitere zwingende Informationspflichten vor, sofern die Tatbestände erfüllt werden. Dies betrifft folgende Fälle:

1. Angabe der Absicht des Verantwortlichen, die personenbezogenen Daten an ein Drittland zu übermitteln, Art. 13 Abs. 1f DS-GVO / § 15 Abs. 1f KDG

Sofern eine Übermittlung personenbezogener Daten an Drittländer außerhalb der EU bzw. EWR vorgenommen werden sollten, bedarf es einer Ergänzung der Musterformulierung. Diese könnte wie folgt lauten:

*„**Übermittlung Ihrer Daten in ein Land außerhalb EU/EWR***

In der Regel werden Ihre personenbezogenen Daten innerhalb Deutschlands, der EU oder des Europäischen Wirtschaftsraumes verarbeitet. In allen diesen Ländern besteht aufgrund der EU Datenschutz-Grundverordnung (EU DS-GVO) ein hohes einheitliches Datenschutzniveau, wonach Ihre Daten umfangreich geschützt sind. Eine Ausnahme davon bilden in unserem Krankenhaus einzelne Datenübermittlungen in/nach ________________ [Benennung des Drittlandes, z.B. USA]. Diese sind notwendig um ________________ [Angabe des Grundes, z.B. um dort ganz spezielle Prothesen herstellen zu lassen, die nur dort erhältlich sind]. Wir versichern Ihnen, dass auch bei diesen Übermittlungen alles unternommen wird, um Ihre Daten zu schützen.“

Dieser zusätzlichen Angabe bedarf es nicht, sofern sich Krankenhäuser lediglich Auftragsverarbeitern bedienen, die einen Sitz zum Teil auch im Nicht-EU-Ausland haben. Dies stellt keine „Übermittlung“ im klassischen Sinne dar.

Die DSG-EKD enthält keine entsprechende Regelung.

2. Angabe des Bestehens einer automatisierten Entscheidungsfindung einschließlich Profiling, Artikel 13 Abs. 2f DS-GVO / § 15 Abs. 2f KDG

Gemäß Artikel 13 Abs. 2f DS-GVO / § 15 Abs. 2f KDG ist auf das Bestehen automatisierter Entscheidungsfindungen einschließlich Profiling hinzuweisen. Sofern Krankenhausträger weder automatisierte Entscheidungsfindungen noch Profiling planen, ist die diesbezügliche Angabe obsolet. Die DKG geht davon aus, dass es diesbezüglich in der Regel keiner Angabe gegenüber den Patienten bedarf. Sofern überhaupt eingesetzt, dürften automatisierte Entscheidungsfindungen nur als Entscheidungshilfen eingesetzt werden und stets die Letztentscheidung beim Arzt verbleiben. Sollte dies jedoch nicht der Fall sein, bedarf es der Aufnahme eines entsprechenden Hinweises.

Die DSG-EKD enthält keine entsprechende Regelung.

[122] Krankenhäuser sollten den Punkt Forschung an dieser Stelle nur angeben, wenn es sich dabei um einen regelhaften Verarbeitungszweck handelt. Voraussetzung dafür ist, dass regelhaft Forschung betrieben wird (z.B. bei Universitätskliniken). Krankenhäuser, bei denen dies nicht der Fall ist, sollten die Forschung an dieser

Stelle im Formular streichen. Bei diesen Krankenhäusern kann im Falle der Forschung eine Weiterverarbeitung von personenbezogenen Daten zu einem anderen Zweck vorliegen (vgl. Art. 5 Abs. 1b DS-GVO i.V.m. Art. 6 Abs. 4 DS-GVO bzw. § 7 Abs. 1 DSG-EKD / § 6 Abs. 2 KDG.

123 Sollte es sich um eine Behandlung durch psychologische Psychotherapeuten handeln, wäre folgender Passus zu streichen: *„wozu etwa auch Ärzte anderer Abteilungen zählen, die an einer fachübergreifenden Behandlung teilnehmen“*. Dies resultiert aus den Sonderregelungen der entsprechenden Musterberufsordnung für psychologische Psychotherapeuten, § 8 Abs. 6.

124 Unzutreffendes bitte streichen.

125 Unzutreffendes bitte streichen.

126 Die Ausführungen bzgl. des Bundesdatenschutzgesetzes können je nach Trägerschaft des Krankenhauses entfallen. Gemäß dem Anwendungsbereich des BDSG gilt dieses hauptsächlich für Krankenhäuser in privater Trägerschaft sowie in der Trägerschaft des Bundes. Für Krankenhäuser in öffentlicher Trägerschaft des Landes, der Kommunen, einer Gemeinde usw. können diese Ausführungen entfallen.

127 Unzutreffendes bitte streichen.

128 Unzutreffendes bitte streichen.

129 Unzutreffendes bitte streichen.

130 Unzutreffendes bitte streichen.

131 Siehe hierzu die weiteren Erläuterungen unter Erläuterung 119.

132 Unzutreffendes bitte streichen.

133 Unzutreffendes bitte streichen.

134 Unzutreffendes bitte streichen.

135 Unzutreffendes bitte streichen.

136 Unzutreffendes bitte streichen.

137 Unzutreffendes bitte streichen.

138 Unzutreffendes bitte streichen.

[139] An dieser Stelle kann die konkrete Aufsichtsbehörde nebst Adresse und Kontaktdaten benannt werden. Diese zusätzliche Angabe ist freiwillig.

[140] Die Angabe des Namens des Datenschutzbeauftragten ist nicht erforderlich, kann aber freiwillig erfolgen.

[141] Unzutreffendes bitte streichen.

[142] Das Muster bildet einen Standard ab, der keinen Anspruch auf Vollständigkeit erhebt und an die konkreten Gegebenheiten vor Ort anzupassen ist.

Beispielsweise können noch folgende Ergänzungen unter den Stichwörtern „**Unsere Ansprechpartner/Kontakte**“ oder „**Unsere Dienstleister**“ vorgenommen werden:

*„**Ansprechpartner** unseres zentralen Patientenmanagements ist:*

______________________________ *[Name]*
______________________________ *[Telefon/E-Mail/Fax/Raum]“*

*„Aus Kapazitätsgründen werden nicht alle **Schreibarbeiten**, wie Befundungen, Arztbriefe o.ä., in der Ambulanz / im MVZ geschrieben, sondern derzeit vom Schreibdienst _______________________ [genaue Benennung] außerhalb der Ambulanz / des MVZ erstellt.“*

*„Zur langfristigen Aufbewahrung unserer Patientenakten werden diese **digitalisiert**/auf Mikrofilm aufgenommen. Diese Arbeiten erfolgen außerhalb der Ambulanz / des MVZ und werden von folgender Firma durchgeführt:*

____________________________________ *[genaue Benennung].“*

[143] Hier bedarf es der genauen Benennung der Ambulanz / des MVZ unter Angabe der Postadresse, Telefon- und Faxnummer, E-Mail-Adresse etc.

Als weiterer Service könnten noch folgende Daten in das Formular aufgenommen werden:

„Verantwortliche Stelle für die Datenverarbeitung ist die Geschäftsführung:
____________________________________ *[Name der Geschäftsführung]*
____________________________________ *[Name der Ambulanz / des MVZ]*
____________________________________ *[Adresse/Sitz der Ambulanz/des MVZ]*
____________________________________ *[Telefon / E-Mail / Fax]“*

[144] Unzutreffendes bitte streichen.

145 Ambulanzen/MVZ sollten den Punkt Forschung an dieser Stelle nur angeben, wenn es sich dabei um einen regelhaften Verarbeitungszweck handelt. Voraussetzung dafür ist, dass regelhaft Forschung betrieben wird (z.B. bei Hochschulambulanzen). Ambulanzen/MVZ, bei denen dies nicht der Fall ist, sollten die Forschung an dieser Stelle im Formular streichen. Bei diesen Ambulanzen/MVZ kann im Falle der Forschung eine Weiterverarbeitung von personenbezogenen Daten zu einem anderen Zweck vorliegen (vgl. Art. 5 Abs. 1b DS-GVO / § 5 Abs. 1 Nr. 2 DSG-EKD / § 7 Abs. 1b KDG i.V.m. Art. 6 Abs. 4 DS-GVO / § 7 Abs. 1 DSG-EKD / § 6 Abs. 2 KDG).

146 Sollte es sich um eine Behandlung durch psychologische Psychotherapeuten handeln, wäre folgender Passus zu streichen: *„wozu etwa auch Ärzte zählen, die an einer fachübergreifenden Behandlung teilnehmen"*. Dies resultiert aus den Sonderregelungen der entsprechenden Musterberufsordnung für psychologische Psychotherapeuten, § 8 Abs. 6.

147 Unzutreffendes bitte streichen.

148 Unzutreffendes bitte streichen.

149 Unzutreffendes bitte streichen.

150 Die Ausführungen bzgl. des Bundesdatenschutzgesetzes können je nach Trägerschaft der Ambulanzen / des MVZ entfallen. Gemäß dem Anwendungsbereich des BDSG gilt dieses hauptsächlich für Ambulanzen/MVZ in privater Trägerschaft sowie in der Trägerschaft des Bundes. Für Ambulanzen/MVZ in öffentlicher Trägerschaft des Landes, der Kommunen, einer Gemeinde usw. können diese Ausführungen entfallen.

151 Unzutreffendes bitte streichen.

152 Unzutreffendes bitte streichen.

153 Unzutreffendes bitte streichen.

154 Unzutreffendes bitte streichen.

155 Siehe hierzu die weiteren Erläuterungen oben zum hiesigen Muster unter „Musterformulierung", Nr. 142.

156 Unzutreffendes bitte streichen.

157 Unzutreffendes bitte streichen.

158 Unzutreffendes bitte streichen.

159 Unzutreffendes bitte streichen.

[160] Unzutreffendes bitte streichen.

[161] Unzutreffendes bitte streichen.

[162] Unzutreffendes bitte streichen.

[163] An dieser Stelle kann die konkrete Aufsichtsbehörde nebst Adresse und Kontaktdaten benannt werden. Diese zusätzliche Angabe ist freiwillig.

[164] Die Angabe des Namens des Datenschutzbeauftragten ist nicht erforderlich, kann aber freiwillig erfolgen.

[165] Gemäß § 13 Abs. 2 Satz 2 SGB V hat der Leistungserbringer den Versicherten bei der Wahl der Kostenerstattung vor Inanspruchnahme der Leistung darüber zu informieren, dass Kosten, die nicht von der Krankenkasse übernommen werden, vom Versicherten zu tragen sind. Der Nachweis, dass der Patient informiert worden ist, kann anhand des von ihm unterzeichneten Empfangsbekenntnisses geführt werden, mit dem er den Erhalt des Hinweises bestätigt.

[166] Nach § 39 Abs. 1a Satz 13 SGB V darf das Entlassmanagement und eine dazu erforderliche Verarbeitung personenbezogener Daten nur nach vorheriger Information des gesetzlich versicherten Patienten erfolgen. Dieser Information dient das Formular „Patienteninformation zum Entlassmanagement" (Anlage 8). Das Formular ist als Anlage 1a Bestandteil des Rahmenvertrages zum Entlassmanagement und wurde am 13.10.2016 vom erweiterten Bundesschiedsamt festgesetzt. Der Inhalt des Formulars ist somit bundeseinheitlich verpflichtend und darf nicht geändert werden. Die Information des Patienten muss bereits im Rahmen der Aufnahme erfolgen.

Das Gesetz sieht darüber hinaus vor, dass die Patienteninformation schriftlich oder elektronisch erfolgen muss (§ 39 Abs. 1a Satz 14 SGB V). Der Zusatz *„... oder elektronisch"* wurde durch das Zweite Datenschutz-Anpassungs- und Umsetzungsgesetz EU (2. DSAnpUG-EU) vom 20.11.2019 (BGBl. I, Seite 1626), das am 26.11.2019 in Kraft getreten ist, in das Gesetz aufgenommen. Begründet wurde dies mit der Herstellung derselben Formerfordernisse, die für die Einwilligung in eine für das Entlassmanagement erforderliche Verarbeitung personenbezogener Daten gelten, da diese nunmehr ebenfalls schriftlich oder elektronisch erfolgen kann (vgl. BT-Drucks. 19/4674 vom 01.10.2018, Seite 360).

Nach dieser Gesetzesänderung ist es somit nicht mehr zwingend erforderlich, sich vom Patienten eine gedruckte Version der Patienteninformation über das Entlassmanagement manuell unterzeichnen zu lassen, sondern dieses Prozedere könnte nunmehr auch elektronisch erfolgen.

Durch das Bundesministerium für Gesundheit (BMG) wurde bestätigt, dass eine elektronische Umsetzung der Patienteninformation jedenfalls nicht die elektronische Form im Sinne des § 126a BGB bzw. § 36a SGB I erfordert. In § 126a BGB und § 36a SGB I ist vorgesehen, dass dort, wo im Gesetz die schriftliche Form einer Erklärung angeordnet wird, diese nur durch die elektronische Form ersetzt werden kann, wenn eine Sicherung der elektronischen Erklärung mittels qualifizierter elektronischer Signatur erfolgt. Im Gegensatz dazu stehen die beim Entlassmanagement vorgesehenen Möglichkeiten zur schriftlichen oder elektronischen Patienteninformation selbständig nebeneinander.

Darüber hinaus werden durch das zusätzliche Vorsehen elektronischer Verfahrensweisen Änderungen in § 67b Abs. 2 Satz 1 und 2 SGB X berücksichtigt (vgl. BT-Drucks. 19/4674 vom 01.10.2018, Seite 360). Dort ist ebenfalls vorgesehen, dass die Einwilligung in die Verarbeitung personenbezogener Daten schriftlich oder elektronisch erfolgen kann. Den Gesetzesmaterialien zur Änderung des § 67b SGB X durch das *„Gesetz zur Änderung des Bundesversorgungsgesetzes und anderer Vorschriften"* vom 17.07.2017 (BGBl. I, Seite 2541) ist zu entnehmen, dass mit der Möglichkeit, eine elektronische Erklärung abzugeben, berücksichtigt werde, dass in Zukunft immer mehr Verwaltungsverfahren elektronisch geführt werden. Solle die Erklärung elektronisch abgegeben werden, sei aber zu gewährleisten, dass die Anforderungen der Art. 32 und 5 Abs. 1e und f DS-GVO zur Sicherheit der Verarbeitung beachtet werden (vgl. Ausschussdrucksache 18(11)1031 vom 16.05.2017, Seite 58). Insgesamt ist daher davon auszugehen, dass für eine elektronische Umsetzung der Patienteninformation im Rahmen des Entlassmanagements keine qualifizierte elektronische Signatur erforderlich ist.

Abgesehen davon ist jedoch derzeit noch fraglich, wie eine elektronische Umsetzung der Patienteninformation konkret erfolgen könnte (z.B. Möglichkeit einer elektronischen Unterschrift auf einem Laptop ähnlich wie bei einem Postident-Verfahren oder Ähnliches). Krankenhäuser sind somit bei der Ausgestaltung der elektronischen Umsetzung frei, solange die Anforderungen der Art. 32 und 5 Abs. 1e und f DS-GVO zur Sicherheit der Verarbeitung eingehalten werden. Darüber hinaus muss auch bei der Anwendung elektronischer Verfahren zu einem späteren Zeitpunkt rechtssicher nachgewiesen werden können, dass die schriftliche oder elektronische Patienteninformation über das Entlassmanagement durch das Krankenhaus vorgenommen wurde.

[167] Unter der „Leichten Sprache" ist eine speziell geregelte einfache Sprache zu verstehen, welche auf besonders leichte Verständlichkeit ausgerichtet ist. Die Leichte Sprache soll Menschen, die aus unterschiedlichen Gründen über eine geringe Kompetenz in der deutschen Sprache verfügen, das Verstehen von – vor allem komplizierten – Texten erleichtern. Träger der öffentlichen Gewalt sind nach § 11 Behindertengleichstellungsgesetz (BGG) bereits gesetzlich dazu verpflichtet, ihre Informationen vermehrt in Leichter Sprache zur Verfügung zu stellen. Die Vertragspartner des Entlassmanagements auf Bundesebene haben dies auf freiwilliger Basis umgesetzt.

[168] Gemäß § 39 Abs. 1a Satz 13 SGB V darf das Entlassmanagement und eine dazu erforderliche Verarbeitung personenbezogener Daten darüber hinaus nur mit Einwilligung des gesetzlich versicherten Patienten erfolgen. Dazu dient das

Formular „Einwilligung in das Entlassmanagement und die Datenverarbeitung" (Anlage 9). Das Formular ist als Anlage 1b Bestandteil des Rahmenvertrages zum Entlassmanagement und wurde am 13.10.2016 vom erweiterten Bundesschiedsamt festgesetzt. Der Inhalt des Formulars ist somit bundeseinheitlich verpflichtend und darf nicht geändert werden. Zwar sieht der Gesetzeswortlaut die Einwilligung der Patienten in das Entlassmanagement und die erforderliche Datenverarbeitung vor dem eigentlichen Entlassmanagement vor. Auf Sinn und Zweck des Zustimmungs- und Einwilligungserfordernisses reduziert, kann jedoch nicht davon ausgegangen werden, dass der Gesetzgeber die Krankenhäuser tatsächlich in jedem Fall dazu verpflichten wollte, die schriftliche Einwilligung einzuholen, sondern nur in den Fällen, in denen ein mit einer Datenübermittlung verbundenes Entlassmanagement erforderlich ist. Die Krankenhäuser können somit selbst entscheiden, ob sie die Anlage 9 ebenfalls schon zur Aufnahme des Patienten im Krankenhaus oder zu einem späteren Zeitpunkt, wenn das Entlassmanagement tatsächlich eine Datenübermittlung an Dritte erfordert, verwenden.

Das Gesetz sieht darüber hinaus vor, dass die Einwilligung in eine für das Entlassmanagement erforderliche Verarbeitung personenbezogener Daten schriftlich oder elektronisch erfolgen muss (§ 39 Abs. 1a Satz 14 SGB V). Der Zusatz *„... oder elektronisch"* wurde durch das Zweite Datenschutz-Anpassungs- und Umsetzungsgesetz EU (2. DSAnpUG-EU) vom 20.11.2019 (BGBl. I, Seite 1626), das am 26.11.2019 in Kraft getreten ist, in das Gesetz aufgenommen.

Nach dieser Gesetzesänderung ist es somit nicht mehr zwingend erforderlich, sich vom Patienten eine gedruckte Version des Formulars zur Einwilligung in das Entlassmanagement und die Datenverarbeitung manuell unterzeichnen zu lassen, sondern dieses Prozedere könnte nunmehr auch elektronisch erfolgen.

Durch das BMG wurde bestätigt, dass die beim Entlassmanagement vorgesehene Möglichkeit der elektronischen Einwilligung jedenfalls nicht die elektronische Form im Sinne des § 126a BGB bzw. § 36a SGB I erfordert. In § 126a BGB und § 36a SGB I ist vorgesehen, dass dort, wo im Gesetz die schriftliche Form einer Erklärung angeordnet wird, diese nur durch die elektronische Form ersetzt werden kann, wenn eine Sicherung der elektronischen Erklärung mittels qualifizierter elektronischer Signatur erfolgt. Im Gegensatz dazu stehen die beim Entlassmanagement vorgesehenen Möglichkeiten zur schriftlichen oder elektronischen Einwilligung selbständig nebeneinander.

Darüber hinaus werden durch das zusätzliche Vorsehen elektronischer Verfahrensweisen Änderungen in § 67b Abs. 2 Satz 1 und 2 SGB X berücksichtigt (vgl. BT-Drucks. 19/4674 vom 01.10.2018, Seite 360). Dort ist ebenfalls vorgesehen, dass die Einwilligung in die Verarbeitung personenbezogener Daten schriftlich oder elektronisch erfolgen kann. Den Gesetzesmaterialien zur Änderung des § 67b SGB X durch das *„Gesetz zur Änderung des Bundesversorgungsgesetzes und anderer Vorschriften"* vom 17.07.2017 (BGBl. I, Seite 2541) ist zu entnehmen, dass mit der Möglichkeit, eine elektronische Erklärung abzugeben, berücksichtigt werde, dass in Zukunft immer mehr Verwaltungsverfahren elektronisch geführt werden. Solle die Erklärung elektronisch abgegeben werden, sei aber zu gewährleisten, dass die Anforderungen der Art. 32 und 5 Abs. 1e und f DS-GVO zur Sicherheit der Verarbeitung beachtet werden (vgl. Ausschussdrucksache 18(11)1031 vom 16.05.2017, Seite 58). Insgesamt ist daher davon auszugehen, dass für eine elektronische Umsetzung der Einwilligung im Rahmen des Entlassmanagements keine qualifizierte elektronische Signatur erforderlich ist.

Abgesehen davon ist jedoch derzeit noch fraglich, wie eine elektronische Einwilligung hier konkret erfolgen könnte (z.B. Möglichkeit einer elektronischen Unterschrift auf einem Laptop ähnlich wie bei einem Postident-Verfahren oder Ähnliches). Krankenhäuser sind somit bei der Ausgestaltung der elektronischen Umsetzung frei, solange die Anforderungen der Art. 32 und 5 Abs. 1e und f DS-GVO zur Sicherheit der Verarbeitung eingehalten werden. Darüber hinaus muss auch bei der Anwendung elektronischer Verfahren zu einem späteren Zeitpunkt rechtssicher nachgewiesen werden können, dass die schriftliche oder elektronische Einwilligung in das Entlassmanagement und die Datenverarbeitung durch das Krankenhaus vorgenommen wurde.

[169] Siehe Erläuterung 167

[170] Gem. § 17 Abs. 2 KHEntgG ist der Patient vor Abschluss einer Wahlleistungsvereinbarung mit dem Krankenhaus über die Entgelte der Wahlleistungen und deren Inhalte im Einzelnen zu unterrichten. Hierdurch soll der Patient vor einer übereilten, kostenträchtigen Entscheidung geschützt werden. Dieser Information dient das Formular „Patienteninformation bei wahlärztlichen Leistungen", das nach ständiger Rechtsprechung des BGH den Anforderungen des § 16 BPflV / § 17 Abs. 2 KHEntgG genügt (vgl. Urteile vom 27.11.2003, Az.: III ZR 37/03 und 08.01.2004, Az.: III ZR 375/02 sowie 01.02.2007, Az.: III ZR 126/06).

[171] Die Vereinbarung wahlärztlicher Leistungen richtet sich nach § 17 KHEntgG. § 17 Abs. 2 KHEntgG regelt, dass neben der Wahlleistungsvereinbarung auch die Patienteninformation schriftlich zu erfolgen hat. Aus Gründen der Rechtssicherheit sollte die Patienteninformation von einem Krankenhausmitarbeiter für den Krankenhausträger unterzeichnet werden. Bezüglich der genauen Anforderungen an das Schriftformerfordernis wird auf die Ausführungen in Erläuterung 187 verwiesen.

Neuerdings hat der Gesetzgeber durch das Digitale-Versorgung-Gesetz (Gesetz für eine bessere Versorgung durch Digitalisierung und Innovation) vom 09.12.2019 (BGBl. Teil 1 Nr. 49 vom 18.12.2019) die Möglichkeit eröffnet, dass sowohl die Patienteninformation als auch die Wahlleistungsvereinbarung – abweichend von dem strengen Erfordernis der Schriftform – auch in Textform erfolgen können.

„Textform" bedeutet gemäß § 126 BGB, dass eine lesbare Erklärung auf einem dauerhaften Datenträger abgegeben wird, in der die Person des Erklärenden (d.h. des Krankenhausträgers) genannt ist. Einer Unterschrift des Patienten bedarf es in diesem Falle nicht. Dauerhafte Datenträger sind insbesondere Papier, USB-Stick, CD-ROM, Speicherkarte, Festplatte sowie Computerfax.

172 Es wird dringend empfohlen, die Wahlleistungsvereinbarung klar vom Behandlungsvertrag zu trennen (gesondertes Formular möglichst in anderer Farbe).

173 Es ist unerlässlich, rechtzeitig durch die zuständigen Organe beschließen zu lassen, welche Wahlleistungen angeboten werden. Der Katalog der angebotenen Wahlleistungen muss nach § 16 BPflV / § 17 Abs. 2 KHEntgG der zuständigen Landesbehörde mitgeteilt werden. Einer Genehmigung der Behörde bedarf es weder hinsichtlich des Kataloges der Wahlleistungen noch hinsichtlich der Höhe der Entgelte. Die Zulässigkeit einer Koppelung von Wahlleistungen untereinander bestimmt sich nach § 16 BPflV / § 17 Abs. 4 KHEntgG sowie nach Maßgabe der Landeskrankenhausgesetze (vgl. z.B. § 2 Abs. 2 KHGG NRW).

174 Bei der Inanspruchnahme einer krankenhausexternen Abrechnungsstelle durch den liquidationsberechtigten Arzt selbst oder durch das Krankenhaus ist darauf zu achten, dass die Übermittlung der Patientendaten an die beauftragte Abrechnungsstelle gemäß § 16 BPflV / § 17 Abs. 3 KHEntgG nur mit ausdrücklicher Einwilligung des Patienten erfolgen darf (vgl. **Anlage 2**).

175 Bezüglich der Frage nach der Zulässigkeit einer Stellvertretung sowie nach Form und Inhalt einer entsprechenden Vertretungsklausel ist nach dem Urteil des BGH vom 20.12.2007 (Az.: III ZR 144/07), zuletzt bestätigt durch das Urteil des BGH vom 16.10.2014 (Az.: III ZR 85/14), eine klare Trennung zwischen einer zum Zeitpunkt des Vertragsabschlusses unvorhergesehenen Verhinderung des Wahlarztes und einer vorhersehbaren Verhinderung vorzunehmen. Es ist unbedingt darauf zu achten, dass die nachstehenden Anforderungen an eine zulässige Stellvertretung des Wahlarztes eingehalten werden, da nach der Rechtsprechung des BGH vom 19.07.2016 (Az.: VI ZR 75/15) eine mangelbehaftete Stellvertretung die Einwilligung des Patienten in die Erbringung der Heilbehandlung an sich entfallen lasse.

Hinsichtlich der unvorhergesehenen Verhinderung hat der BGH festgestellt, dass formularmäßige Vertreterregelungen in Wahlleistungsvereinbarungen zulässig seien, wenn die Verhinderung des Wahlarztes im Zeitpunkt des Abschlusses der Wahlleistungsvereinbarung noch nicht feststehe, etwa weil die Verhinderung (z.B. Krankheit) selbst noch nicht absehbar sei oder weil noch nicht bekannt sei, dass ein bestimmter verhinderter Wahlarzt, auf den sich die Wahlleistungsvereinbarung erstrecke, zur Behandlung hinzugezogen werden müsse. Daher beschränkt sich die vorliegende Vertretungsvereinbarung in der Wahlleistungsvereinbarung auf den Fall einer zum Zeitpunkt des Vertragsabschlusses unvorhergesehenen Verhinderung des Wahlarztes, z.B. durch Krankheit. Als weitere Voraussetzung führte der BGH aus, dass in der Stellvertretervereinbarung als Vertreter „der“ ständige ärztliche Vertreter im Sinne der GOÄ bestimmt sein müsse und zwar namentlich. Dem trägt die Vertreterregelung im Rahmen der Wahlleistungsvereinbarung Rechnung, indem jeweils der ständige ärztliche Vertreter namentlich genannt wird. Weitere Informationen dazu lassen sich den *Hinweisen der DKG zur persönlichen Leistungserbringung* im Krankenhaus entnehmen.

Hinsichtlich der vorhersehbaren Verhinderung führte der BGH aus, dass sich der Wahlarzt durch eine Individualvereinbarung mit dem Patienten von seiner Pflicht zur persönlichen Leistung befreien und deren Ausführung einem Stellvertreter übertragen könne. Hierfür bedürfe es allerdings besonderer Aufklärungspflichten: Der Patient sei so früh wie möglich über die Verhinderung des Wahlarztes zu unterrichten und ihm sei das Angebot zu unterbreiten, dass an dessen Stelle ein bestimmter Vertreter zu den vereinbarten Bedingungen die wahlärztlichen Leistungen erbringe. Weiter sei der Patient über die Alternative zu unterrichten, auf die Inanspruchnahme wahlärztlicher Leistungen zu verzichten und sich ohne Zuzahlung von dem jeweils diensthabenden Arzt behandeln zu lassen. Sei die jeweilige Maßnahme bis zum Ende der Verhinderung des Wahlarztes verschiebbar, sei dem Patienten auch dies zur Wahl zu stellen. Für den Fall, dass die Vereinbarung im unmittelbaren Zusammenhang mit dem Abschluss der Wahlleistungsvereinbarung getroffen werde, sei der Patient auf diese gesondert ausdrücklich hinzuweisen. Weiterhin müsse die Vertretervereinbarung schriftlich erfolgen, da sie einen Vertrag beinhalte, durch den die Wahlleistungsvereinbarung geändert werde, für die gem. § 17 Abs. 2 S. 1 KHEntgG das Schriftformerfordernis gelte. Ein Muster, wie eine derartige Vereinbarung aussehen kann, findet sich in **Anlage 1** zur Wahlleistungsvereinbarung. Bei der Verwendung dieses Musters ist im besonderen Maße zu beachten, dass dem Patienten eine echte Auswahlmöglichkeit eröffnet wird.

Im Übrigen gelten diese Ausführungen für jeden einzelnen Wahlarzt, der Kernleistungen erbringt und verhindert ist. D.h., für jeden einzelnen Wahlarzt ist eine Vereinbarung für den Fall vorhersehbarer Verhinderung zu schließen.

Eine unwirksame Vertreterregelung führt grundsätzlich nicht zur Gesamtunwirksamkeit der Wahlleistungsvereinbarung, es sei denn, dies stellt für eine Vertragspartei eine unzumutbare Härte dar (Urteil des LG München vom 28.06.2011, Az.: 13 S 6738/10). Der Vergütungsanspruch bleibt dann grundsätzlich bestehen, wenn der Wahlarzt die Leistung persönlich erbringt.

[176] Als „ständiger ärztlicher Vertreter" ist vorliegend der ständige ärztliche Vertreter im Sinne des Gebührenrechts zu verstehen (vgl. § 4 Abs. 2 S. 3 und § 5 Abs. 5 GOÄ), d.h. derjenige, der die Tätigkeiten nach interner Organisation tatsächlich ausführt. Dieser ist nicht gleichzusetzen mit dem Vertreter im arbeitsrechtlichen Sinne mit der Folge, dass tarifvertragliche Rechte aus der gebührenrechtlichen Stellung nicht abgeleitet werden können.

177 Wenn die organisatorischen Einheiten des ärztlichen Dienstes andere Bezeichnungen als Fachabteilung oder Institut führen, ist die Wahlleistungsvereinbarung entsprechend anzupassen.

Zudem besteht die Möglichkeit, die organisatorischen Einheiten weiter zu untergliedern, z.B. in Subdisziplinen oder Fachbereiche. So könnten z.B. im Gebiet der Inneren Medizin Subdisziplinen wie die Gastroenterologie oder Kardiologie oder Fachbereiche wie die Diabetologie ausgewiesen werden. Die Möglichkeit zur Benennung unterschiedlicher Ärzte für die Subdisziplinen und Bereiche ist nach der Rechtsprechung des OLG Celle (Urteil vom 15.06.2015, Az.: 1 U 98/14) grundsätzlich zulässig und betrifft zum einen die Wahlärzte selbst, zum anderen aber auch die Ebene der ständigen ärztlichen Vertreter.

Im Übrigen ist der Status eines Wahlarztes unerheblich, d.h. auch Oberärzte können als Wahlärzte in die Wahlleistungsvereinbarung aufgenommen werden. Entscheidend ist die besondere fachliche Qualifikation des Oberarztes.

Honorarärzte hingegen können nach der jüngeren Rechtsprechung des BGH (Urteil vom 16.10.2014, Az.: III ZR 85/14) vom Krankenhausträger nicht mehr als Wahlärzte bzw. Stellvertreter von Wahlärzten eingesetzt werden. Unter Honorarärzten werden hierbei sämtliche freiberuflich tätigen Ärzte verstanden, gleich ob diese parallel noch in eigener Niederlassung tätig sind. Diese Ärzte sind weder am Krankenhaus angestellt noch beamtete Ärzte im Sinne des § 17 Abs. 3 S. 1 KHEntgG, weswegen entsprechende Wahlleistungsvereinbarungen aus Sicht des BGH wegen Gesetzesverstoßes nach § 134 BGB nichtig seien. Die gegen dieses Urteil eingelegte Verfassungsbeschwerde wurde vom BVerfG mit Beschluss vom 03.03.2015 (Az.: 1 BvR 3226/14) nicht zur Entscheidung angenommen.

178 § 16 BPflV / § 17 Abs. 2 KHEntgG bestimmt, dass der Patient vor Abschluss der Wahlleistungsvereinbarung über die Entgelte der Wahlleistungen und deren Inhalt im Einzelnen zu unterrichten ist. Sofern die Bezeichnung der Wahlleistung allein nicht schon eine Leistungsbeschreibung darstellt (z.B. Gestellung einer Sonderwache etc.), die nicht näher erläuterungsbedürftig ist, sollte dem Patienten eine konkrete Leistungsbeschreibung ausgehändigt werden. Insbesondere für die im Krankenhaus angebotene Wahlleistung Unterkunft hat der BGH mit Urteil vom 04.08.2000 (Az: III ZR 158/99) strenge Anforderungen aufgestellt und die Darlegungs- und Beweislast für das Vorliegen eines jeden preisbildenden Komfortelements dem Krankenhaus auferlegt. Die angemessene Höhe der Zuschlagsbeträge für die Wahlleistung Unterkunft kann nach Maßgabe dieses BGH-Urteils je nach unterschiedlicher Ausstattung der jeweiligen Wahlleistungszimmer variieren. Der Patient ist daher mittels einer Leistungsbeschreibung über die einzelnen Komfortmerkmale der angebotenen Wahlleistungszimmer und deren Preis zu informieren. Gleichzeitig sind die DKG und der PKV-Verband durch den Verordnungsgeber ermächtigt, Empfehlungen zur Bemessung der Entgelte für nichtärztliche Wahlleistungen abzugeben. Im Rahmen einer zwischen DKG

und PKV-Verband im Juli 2002 geschlossenen gemeinsamen Empfehlung zu § 16 BPflV / § 17 KHEntgG ist eine Liste von preisbildenden Komfortelementen vereinbart worden. Die gemeinsame Empfehlung enthält auch noch weitere abrechnungsrelevante Regelungen für eine Wahlleistung Unterkunft.

179 Wird die Vorhaltung des Wahlleistungszimmers (Reservierung) und damit die Durchberechnung des Wahlleistungsentgeltes auch während einer Zeit gewünscht, zu der der Patient das Zimmer tatsächlich nicht nutzt, ist dieses mit dem Patienten vorher ausdrücklich schriftlich gesondert zu vereinbaren. Die zwischen DKG und PKV-Verband im Juli 2002 geschlossene gemeinsame Empfehlung zu § 16 BPflV / § 17 KHEntgG ist hierbei zu beachten. Diese Empfehlung regelt z.B., dass eine Reservierung bzw. das Freihalten eines Einbettzimmers (z.B. bei Aufenthalt im Kreißsaal oder auf der Intensivstation) nur dann berechenbar ist, wenn dies ausdrücklich mit dem Patienten vereinbart wurde und ein Zeitraum von 4 Tagen nicht überschritten wird. In dieser Zeit darf das Zimmer nicht anderweitig belegt werden. Für die Tage der Reservierung / des Freihaltens ist der Gesamtpreis des Zimmers um 25% zu mindern; der Basispreis (nach Maßgabe der vom Krankenhaus aus dem Budget auszugliedernden Kosten zzgl. eines vom BGH festgesetzten Gewinnaufschlags) darf hierbei nicht unterschritten werden. Eine gesonderte Berechnung der Reservierung bzw. des Freihaltens eines Zweibettzimmers haben die Empfehlungspartner als unangemessen erachtet.

Gemäß Punkt 1 der allgemeinen Regelungen der Anlage 1 zur gemeinsamen Empfehlung zur Bemessung der Entgelte für eine Wahlleistung Unterkunft ergibt sich der abrechenbare Gesamtpreis pro Berechnungstag aus der Summe von Basispreis und Komfortzuschlägen. Sollte der Gesamtpreis durch die Minderung um 25% geringer ausfallen als der Basispreis, so ist in diesen Fällen mindestens der Basispreis abzurechnen.

180 Wenn in verschiedenen Fachabteilungen des Krankenhauses das Zweibettzimmer im Rahmen der allgemeinen Krankenhausleistungen angeboten wird, sind diese Fachabteilungen aus der Leistungsbeschreibung zu streichen. Gesondert berechenbar sind in diesen Fachabteilungen jedoch nach Maßgabe der zwischen DKG und PKV-Verband geschlossenen Gemeinsamen Empfehlung isolierte Komfortelemente.

181 Als weitere Wahlleistungen können z.B. in Betracht kommen:

- Sonderverpflegung, die von der in den allgemeinen Krankenhausleistungen enthaltenen Beköstigung abweicht,
- Gestellung einer Sonderwache,
- Bereitstellung eines Fernsehgerätes,

- Bereitstellung eines Rundfunkempfängers,
- Bereitstellung eines Fernsprechapparates,

soweit diese nicht bereits in die Preisbemessung der Wahlleistung Unterkunft eingeflossen sind. Darüber hinaus können auch sämtliche Leistungen, zu denen GKV-Patienten Wahltarife nach § 53 Abs. 4 SGB V bei den gesetzlichen Krankenkassen abgeschlossen haben, vom Krankenhaus angeboten und als Wahlleistungen vereinbart werden.

182 Neben den wahlärztlichen Leistungen und der Wahlleistung Unterkunft können die Krankenhäuser auch medizinische Wahlleistungen anbieten (vgl. zu dieser Thematik Wagener/Nösser/Korthus, dK 2005, 396 ff.). Dazu ist eine gesonderte vertragliche Abrede notwendig, welche formell zumindest den Anforderungen des § 17 Abs. 2 KHEntgG genügen muss (z.B. Einhaltung der Schriftform etc.), inhaltlich jedoch weiter zu fassen ist (beispielsweise bezüglich einer weiterführenden Aufklärungspflicht über die mit der Vereinbarung medizinischer Wahlleistungen verbundenen wirtschaftlichen Risiken gegenüber dem Patienten).

Unter medizinischen Wahlleistungen sind die Leistungen zu verstehen, die nach § 2 Abs. 2 S. 1 KHEntgG/BPflV nicht für die medizinisch zweckmäßige und ausreichende Versorgung des Patienten notwendig sind und daher keine allgemeinen Krankenhausleistungen darstellen. Denkbar wären medizinische Leistungen ohne eine entsprechende Indikation (z.B. medizinisch nicht indizierte Schönheitsoperationen und Sterilisationen, Fettabsaugungen etc.) und Leistungen anlässlich einer medizinisch indizierten Behandlung, welche jedoch zur konkreten Behandlung nicht notwendig sind. Dazu gehören etwa eine erweiterte Labordiagnostik, Massagen oder das zusätzliche Anwenden alternativer Behandlungsmethoden. Darüber hinaus können medizinische Wahlleistungen auch in Form innovativer Behandlungsalternativen angeboten werden. Dies betrifft etwa unterschiedliche Qualitäten bzw. Eigenschaften von Arzneimitteln oder Implantaten oder auch eine medizinisch nicht indizierte Wunschsektio. Letztlich kann auch eine ambulante Behandlung des Patienten als medizinische Wahlleistung angeboten werden, wenn das Krankenhaus nicht zur ambulanten Behandlung von GKV-Versicherten befugt ist, der Patient allerdings dennoch ausdrücklich die ambulante Behandlung durch einen bestimmten Leistungserbringer wünscht.

Sofern eine medizinische Indikation vorliegt, muss seitens des Krankenhauses jedoch beachtet werden, dass es nur solche Leistungen als medizinische Wahlleistungen anbieten kann, die nicht bereits Bestandteil der allgemeinen Krankenhausleistungen nach § 2 Abs. 2 S. 1 KHEntgG/BPflV sind und bezüglich derer der Versicherte einen Leistungsanspruch gegenüber seiner gesetzlichen Krankenkasse hat. Dies ist dem Versicherten gegenüber auch deutlich herauszustellen.

Bezüglich der Vergütung medizinischer Wahlleistungen ist zunächst auf § 17 Abs. 1 KHEntgG hinzuweisen, wonach Wahlleistungen gesondert neben den Entgelten für eine voll- und teilstationäre Behandlung berechnet werden können. Sofern die jeweilige Wahlleistung nicht neben allgemeinen Krankenhausleistungen erbracht wird, unterliegt die Abrechnung der Wahlleistung nicht den Vorschriften des KHEntgG und kann frei (etwa nach GOÄ oder DKG-NT Band 1) vereinbart werden. Ansonsten ist der Anwendungsbereich des § 17 KHEntgG eröffnet mit der Folge, dass die Wahlleistungsvereinbarung den darin enthaltenen Anforderungen entsprechen muss. Die Abrechnung erfolgt ebenfalls nach dem KHEntgG, wobei etwaige Mehrkosten seitens des Krankenhauses geltend gemacht werden können, sofern eine entsprechende Vereinbarung vorliegt.

183 In § 17 Abs. 3 S.1 KHEntgG ist geregelt, dass eine Vereinbarung über wahlärztliche Leistungen sich auf alle an der Behandlung des Patienten beteiligten angestellten oder beamteten Ärzte des Krankenhauses erstreckt, soweit diese zur gesonderten Berechnung ihrer Leistungen im Rahmen der vollstationären und teilstationären sowie einer vor- und nachstationären Behandlung berechtigt sind. Daraus wird deutlich, dass es sich um **eine** Wahlleistungsvereinbarung handelt und keine Unterscheidung zwischen vollstationären, teilstationären sowie vor- und nachstationären Behandlungen getroffen werden muss.

Etwas anderes gilt bei der Wiederaufnahme, obwohl diese nach den Abrechnungsbestimmungen zu einer Fallzusammenführung führt. Unabhängig von dieser finanzierungsrechtlichen Betrachtung muss im Fall der Wiederaufnahme eine neue Wahlleistungsvereinbarung abgeschlossen werden.

184 Aus Gründen der Beweissicherung sollte eine eventuelle Kündigung schriftlich dokumentiert werden.

185 Die stationsäquivalente psychiatrische Behandlung gemäß § 115d SGB V wird in § 17 Abs. 3 Satz 1 KHEntgG nicht ausdrücklich erwähnt. Fraglich ist daher, ob diese Behandlungsform Gegenstand einer Wahlleistungsvereinbarung sein kann. Dafür spricht, dass eine explizite Nennung in § 17 Abs. 3 Satz 1 KHEntgG nicht erforderlich ist, da die stationsäquivalente Behandlung an dieser Stelle unter die vollstationäre Behandlung subsumiert werden kann. Dies liegt darin begründet, dass die stationsäquivalente psychiatrische Behandlung gemäß § 115d Abs. 1 Satz 1 SGB V ***anstelle*** einer vollstationären Behandlung erbracht werden kann. Daher kann die stationsäquivalente psychiatrische Behandlung möglicher Gegenstand einer Wahlleistungsvereinbarung sein, auch wenn sie in § 17 Abs. 3 Satz 1 KHEntgG keine explizite Erwähnung findet.

186 Wahlärztliche Tätigkeiten können grundsätzlich auch delegiert werden, sofern die Tätigkeit nicht den Kernbereich der ärztlichen Leistung betrifft (so etwa die Durchführung eines operativen Eingriffs durch den Chirurgen oder die Durchführung der Aufklärung, der Voruntersuchung sowie die Ein- und Ausleitung der Narkose beim Anästhesisten). Nach Rechtsprechung der Oberlandesgerichte

Köln (Urteil vom 25.08.2008 – 5 U 243/07 = MedR 2009, 290 ff.), Oldenburg (Urteil vom 14.12.2011 – 5 U 183/11 = NJW 2012, 1597 ff.) und Celle (Urteil vom 15.06.2015 – 1 U 98/14 = KH 2015, 948 ff.) ist für eine zulässige Delegation in konservativen Fächern erforderlich, dass der Wahlarzt *„durch sein eigenes Tätigwerden der wahlärztlichen Behandlung sein persönliches Gepräge gibt"*. Er muss sich zu Beginn, während und zum Abschluss der Behandlung mit dem Patienten befassen. Die Kernleistung des Wahlarztes bei der psychiatrischen Behandlung umfasst folglich die Entwicklung des Behandlungskonzeptes, die Überwachung sowie regelmäßig, ca. einmal wöchentlich, eine tiefenpsychologisch fundierte Psychotherapie in Form einer Einzelbehandlung und die Supervision und Koordination der weiteren Betreuung durch das multiprofessionelle Behandlungsteam. Dem gegenüber wurde vom OLG Stuttgart (Urteil vom 01.03.2018 – 7 U 62/16 = KH 2019, 316 ff.) eine Zurechnung nichtärztlicher Behandlungsbestandteile in einer psychiatrischen Behandlung zur wahlärztlichen Leistung abgelehnt, obwohl die Voraussetzungen für eine Delegation dieser Leistungen vorlagen, da dies für den Patienten in der Wahlleistungsvereinbarung nicht hinreichend deutlich gemacht worden sei. Obwohl auch das bisherige Muster der Wahlleistungsvereinbarung eine solche Delegation ermöglichte, sollte präventiv der im letzten Satz dieser Ausführungen enthaltene Hinweis zur weiteren Risikominimierung aufgenommen werden.

[187] Nach § 16 BPflV / § 17 Abs. 2 KHEntgG war die Wahlleistungsvereinbarung bis zum Inkrafttreten des Digitale-Versorgung-Gesetzes am 19.12.2019 (Gesetz für eine bessere Versorgung durch Digitalisierung und Innovation; BGBl. Teil 1 Nr. 49 vom 09.12.2019) **vor** der Leistungserbringung zwingend **schriftlich** abzuschließen.

Um dem Schriftformerfordernis zu genügen, ist erforderlich, dass die betreffende Urkunde (hier: Wahlleistungsvereinbarung) nicht nur vom Patienten, sondern nach § 126 BGB auch vom Aussteller (hier: dem Krankenhausträger) eigenhändig durch Namensunterschrift unterzeichnet wird. Dabei kann die Unterzeichnung für den Krankenhausträger durch jeden dazu bevollmächtigten Krankenhausmitarbeiter erfolgen.

Nunmehr hat der Gesetzgeber durch das Digitale-Versorgung-Gesetz die Möglichkeit eröffnet, dass die Wahlleistungsvereinbarung – abweichend von dem strengen Erfordernis der Schriftform – auch in Textform vereinbart werden kann.

„Textform" bedeutet gemäß § 126 BGB, dass eine lesbare Erklärung auf einem dauerhaften Datenträger abgegeben wird, in der die Person des Erklärenden (d.h. des Krankenhausträgers) genannt ist. Einer Unterschrift des Patienten bedarf es in diesem Falle nicht. Dauerhafte Datenträger sind insbesondere Papier, USB-Stick, CD-ROM, Speicherkarte, Festplatte sowie Computerfax.

[188] Siehe Erläuterung 3

189 Siehe Erläuterung 175

190 Siehe Erläuterung 3

191 Unzutreffendes bitte streichen.

192 Siehe Erläuterung 1

193 Siehe Erläuterung 2

194 Siehe Erläuterung 3

195 Das Empfangsbekenntnis muss deutlich vom übrigen Vertragstext getrennt sein und gesondert unterschrieben werden.

Bei der „Information gegenüber Patienten in Institutsambulanzen/MVZ auf der Grundlage der Art. 12 ff. DS-GVO / §§ 16 ff. DSG-EKD / §§ 14 ff. KDG" handelt es sich um die **Anlage 6** unter der Rubrik „Anlagen zu allen stationären Behandlungsverträgen" hiesiger Broschüre.

196 Siehe Erläuterung 13

197 Im Bereich der Selbstzahler besteht für Krankenhäuser keine Bindung an ein bestimmtes Tarifwerk wie bei gesetzlich versicherten Patienten über den Vertrag nach § 115b Abs. 1 SGB V. Das Krankenhaus kann seinen Haustarif selbst bestimmen. Es bietet sich insoweit das Gebührenverzeichnis der GOÄ oder DKG-NT Band I an.

198 Es wird empfohlen, auf der Rechnung folgenden Vermerk anzubringen:

„Die Nachberechnung von Leistungen, die in dieser Rechnung nicht enthalten sind, und die Berichtigung von Fehlern bleiben vorbehalten."

199 Siehe Erläuterung 34

200 Bislang war in den AVB für ambulante Operationsleistungen in Anlehnung an die Regelung in § 17c Abs. 5 KHG als Voraussetzung für eine Direktabrechnung gegenüber der privaten Krankenversicherung die schriftliche Einwilligung des Versicherten vorgesehen. Infolge der Streichung des Erfordernisses der „schriftlichen" Einwilligung für die Direktabrechnung in § 17c Abs. 5 KHG (vgl. zur Streichung in § 17c Abs. 5 KHG die weitergehenden Ausführungen in Erläuterung 116) wurde auch in den AVB für ambulante Operationsleistungen die Schriftlichkeit der Einwilligung als Voraussetzung für die Direktabrechnung gestrichen. In den AVB für ambulante Operationsleistungen ist somit ebenso wie im stationären Bereich vorgesehen, dass eine ausdrückliche Einwilligung des Versicherten, z.B. in Form einer mündlichen Erklärung, ausreicht.

Aus Gründen des Nachweises und der möglichen Beweisführung empfiehlt sich jedoch stets eine Dokumentation der ausdrücklich eingeholten Einwilligung in der Patientenakte / im KIS bzw. eine Prozessbeschreibung. Diese Vorgehensweise ist rechtlich ausreichend.

Das Ausdrucken eines Formulars, das der Patient unterschreibt, ist nicht erforderlich, kann aber erfolgen, falls dies aus Beweissicherungsgründen klinikintern vorgegeben bzw. gewünscht ist. Für diesen Fall kann das Muster in **Anlage 4** unter der Rubrik „Anlagen zu allen stationären Behandlungsverträgen" der hiesigen Broschüre verwendet werden.

[201] Siehe Erläuterung 38

[202] Siehe Erläuterung 39

[203] Siehe Erläuterung 43

[204] Siehe Erläuterung 44

[205] Siehe Erläuterung 45

[206] Siehe Erläuterung 46

[207] Auch ohne eine solche Vereinbarung ergibt sich nach der Rechtsprechung des BGH (Urteil vom 08.12.2011, Az.: III ZR 114/11) für den Vergütungsanspruch ein einheitlicher Leistungsort am Ort des Krankenhauses. Der Leistungsort ist entscheidend für die örtliche Zuständigkeit des Gerichts bei Streitigkeiten aus dem Behandlungsvertrag (§ 29 Abs. 1 ZPO). Demzufolge können Krankenhäuser eine Klage auf Zahlung der Vergütung gegen selbstzahlende Patienten bei dem Gericht erheben, in dessen Bezirk die Klinik ihren Sitz hat. Ergänzend für zahnärztliche Leistungen im ambulanten Bereich siehe OLG Düsseldorf, Urteil vom 03.06.2004 (Az.: 8 U 110/03).